Bucquet.

Mémoire.

MÉMOIRE

Sur la manière dont les ANIMAUX ſont affectés par différens Fluides Aériformes, Méphitiques ; & ſur les moyens de remédier aux effets de ces Fluides.

Précédé d'une HISTOIRE ABRÉGÉE des différens Fluides Aériformes ou Gas.

Par M. BUCQUET, *Docteur-Régent, & Profeſſeur de Chimie, de la Faculté de Médecine de Paris, de l'Académie Royale des Sciences, de la Société Royale de Médecine, Cenſeur Royal, &c.*

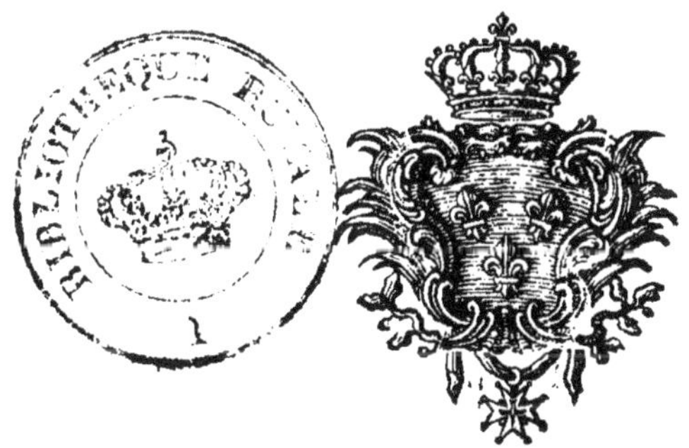

A PARIS,
DE L'IMPRIMERIE ROYALE.

M. DCCLXXVIII.

PRÉFACE.

J'AI rendu compte à la Société Royale de Médecine, dans la Séance publique qu'elle a tenue le 27 Janvier dernier, d'un aſſez grand nombre d'expériences que j'avois faites ſur les animaux, pour déterminer la manière d'agir des différens fluides aériformes méphitiques; & pour connoître, autant qu'il étoit en mon pouvoir, les meilleurs moyens de remédier aux funeſtes effets de ces fluides. Les bornes que me preſcrivoit la ſéance, ne m'ont pas permis de détailler les motifs qui m'avoient engagé à ſuivre ce travail.

Le plus puiſſant de tous, comme je l'ai expoſé dans les aſſemblées particulières de la Société, étoit d'éclaircir un point de doctrine, qui me paroît de la plus grande importance.

Les Médecins ont adopté depuis long-temps, une méthode pour la curation des perſonnes ſuffoquées; cette méthode a été ſuivie de ſuccès aſſez marqués pour qu'ils la regardent comme efficace. Les Chimiſtes en préſentent une nouvelle entièrement oppoſée à la première: l'une des deux eſt néceſſairement mauvaiſe & meurtrière; il faut donc ſe décider ſur le choix, car le Public ne peut que ſouffrir des diſcuſſions qui arrivent entre les Savans qui s'occupent de la perfection de l'art de guérir. Je ne connois pas de théorie qui puiſſe décider une queſtion qui intéreſſe la vie des hommes; il n'y a que des expériences faites avec ſoin, & multipliées à l'infini, qui doivent ſervir de loi en Médecine. J'en ai donc tenté quelques-unes; la Société Royale a bien voulu, non-ſeulement les adopter & les inſérer dans le recueil de ſes Mémoires, mais elle a deſiré qu'elles fuſſent promptement rendues publiques, afin que les Médecins & les Chimiſtes en priſſent connoiſſance, & puſſent les répéter, les étendre & les perfectionner.

Comme le détail de ces expériences peut être lû par des personnes qui ne sont pas au courant de la doctrine des Chimistes modernes, sur les différens fluides aériformes ou gas, j'ai cru devoir mettre à la tête de mon Mémoire, une histoire abrégée de ces fluides; elle n'est pas aussi complette & aussi détaillée que la nouveauté & l'importance du sujet sembloient l'exiger, mais je pense qu'elle est assez claire & assez exacte pour donner une bonne idée de cette branche de la Chimie, aux personnes qui n'en ont point pris connoissance; & elle pourra, je crois, faciliter l'intelligence du Mémoire.

Au moment où mon travail étoit entièrement achevé, & dans les mains de M.rs les Commissaires de l'Académie des Sciences, M. Sage vient de publier la troisième édition de son ouvrage, intitulé: *Expériences propres à faire connoître que l'alkali volatil fluor est le remède le plus efficace dans les asphyxies.* Dans son Avertissement, ce Chimiste fait mention de mes expériences,

& il les trouve insuffisantes pour démontrer que l'acide marin fumant, l'acide sulfureux, & même le vinaigre & l'éther, ont, ainsi que l'alkali volatil, la propriété de rappeler à la vie les asphyxiques ; les animaux, sur lesquels je les ai faites, avoient encore, dit-il, *la faculté de se mouvoir & de respirer ; ils n'étoient donc pas dans une asphyxie complette, comme l'oiseau qu'il rappela à la vie en présence de l'Empereur & de toute l'Académie ; ni comme la veuve Gauffre, qui, malgré le vinaigre, les eaux spiritueuses, & autres stimulans, resta plus de deux heures sans donner aucun signe de vie.*

Je ne pense pas que M. Sage soit dans le cas de prononcer sur l'insuffisance de mes expériences, parce qu'elles n'ont pas encore été mises sous ses yeux, & qu'il n'a pu en avoir connoissance que par la lecture rapide que j'en ai faite à la séance publique de la Société royale de Médecine; il est vraisemblable même qu'étant trop éloigné de moi, il m'aura mal entendu, ou que sa mémoire l'aura mal servi; car il dit que les animaux, ſur leſquels mes expériences ont été faites, avoient encore la faculté de ſe mouvoir & de reſpirer, & qu'ils n'étoient pas dans un état d'aſphyxie complette. Mes lecteurs verront que j'ai réduit des animaux à tous les degrés poſſibles d'aſphyxie, & que dans tous les cas où ils ont pu être rappelés à la vie par l'alkali volatil, ils l'ont été plus promptement encore par l'acide marin & par l'acide ſulfureux; & que dans bien des occaſions où l'alkali volatil n'a pas réuſſi, les acides ont eu un ſuccès complet.

M. Sage ajoute que les animaux que j'ai rappelés à la vie, n'étoient pas dans une aſphyxie complette, comme l'oiſeau qu'il fit revenir en préſence de l'Empereur & de toute l'Académie. Je n'ai pas été témoin de cette première expérience de M. Sage, mais ſuivant le rapport qu'il en fait, l'oiſeau fut retiré du bocal après être tombé ſur le côté. Je puis certifier que j'ai réduit des animaux à un état plus avancé, & que je les ai fait revenir par le moyen des acides. D'ailleurs, M. Lavoiſier qui a contribué à l'expérience de l'oiseau, rapportée par M. Sage, a assisté aux miennes, & a trouvé que les animaux que j'ai suffoqués, étoient dans un état d'asphyxie, au moins aussi complet que celui dans lequel étoit l'oiseau rappelé par l'alkali volatil.

Je dirai plus, c'est que ne me fiant pas à mes lumières, j'ai répété mes expériences devant beaucoup de témoins, & en présence de deux des plus célèbres Médecins de cette Capitale, M.rs Geoffroy & Lorry, dont personne ne sera certainement tenté de suspecter ni les lumières ni la bonne foi. Je n'ai retiré aucun animal du gas où il étoit plongé, qu'après que ces Messieurs avoient assuré que l'animal étoit aussi asphyxié qu'il fût possible de l'être. Je ne crois donc pas avoir rien à me reprocher du côté de l'exactitude de mes expériences; d'ailleurs, M. Sage ne pourroit les révoquer en doute, sans me donner le droit d'en faire autant à l'égard des siennes : il ne nous conviendroit pas de nous ériger tous deux en juges d'une cause que nous plaidons contradictoirement.

J'ignore ſi la veuve Gauffre, que cite M. Sage, étoit plus avancée vers l'aſphyxie, que les animaux que j'ai ſuffoqués; & ſi ſa guériſon peut être attribuée uniquement à l'alkali volatil; elle étoit reſtée, il eſt vrai, plus de deux heures ſans donner aucun ſigne de vie, malgré qu'on lui eût appliqué du vinaigre, des eaux ſpiritueuſes & autres ſtimulans; mais je ſais que les obſervations de perſonnes reſtées plus long-temps en aſphyxie, & guéries par d'autres moyens, ne ſont pas rares. Je me contenterai de rapporter une des guériſons faites par M. Harmant, Médecin de Nanci, & rapportée dans ſa diſſertation: deux filles furent ſuffoquées pendant la nuit, & ne purent être ſecourues que vers une heure après midi; elles reſtèrent cinq heures ſans pouvoir reprendre la connoiſſance, on leur avoit inutilement mis ſous le nez l'eſprit volatil de ſel ammoniac, ou l'alkali fluor; elles ſont revenues en leur jetant de l'eau froide au viſage à pluſieurs repriſes.

J'ai été appelé le 25 Janvier de cette année, pour voir un domeſtique dans la maiſon de M. Chaſtel, Tréſorier général de l'Artillerie: ce domeſtique ayant chauffé un bain avec du charbon, dans une chambre cloſe, fut ſuffoqué; il reſta plus de deux heures dans un état d'aſphyxie, tel qu'il fut pris pour mort, il eſt parfaitement revenu par l'aſperſion d'eau froide, & l'application continuelle du vinaigre.

Quand il ſeroit vrai que les animaux, ſur leſquels mes expériences ont été faites, n'euſſent pas été dans une aſphyxie complette, ils étoient au moins dans un état de mal-aiſe bien marqué, & ce mal-aiſe occaſionné par un acide, loin d'être diminué par l'application d'un nouvel acide ſuffoquant, auroit dû être fort augmenté; c'eſt cependant ce qui n'eſt pas arrivé.

Je penſe avec M. Sage, que l'air libre ſuffit pour rappeler à la vie un animal qui eſt dans un état d'aſphyxie commençante, & qu'il n'eſt ſouvent beſoin d'employer aucun ſtimulant.

Je penſe encore avec lui, que mes expériences n'infirment en rien l'efficacité de l'alkali volatil; mais elles me paroiſſent prouver, 1.° que l'alkali volatil n'eſt pas le ſeul moyen de rappeler à la vie les hommes & les animaux ſuffoqués; 2.° que ce remède n'eſt pas le plus actif; 3.° qu'il n'eſt point exempt de danger; 4.° qu'il n'agit point en ſe combinant avec l'acide ſuffoquant, mais qu'il n'a d'autre action que celle d'un ſtimulant. Et à l'égard de l'expérience des deux bocaux que M. Sage m'engage de joindre à celles dont je me ſers pour établir ma théorie, je répondrai que cette expérience que j'ai répétée pluſieurs fois, depuis que M. le Duc de Chaulnes l'a fait connoître, m'a paru toujours très-propre à prouver que le fluide déſigné par M.rs Black & Prieſtley, ſous le nom d'*air fixe*, eſt un acide ſuſceptible de ſe combiner à l'alkali volatil, & point du tout capable de s'unir à un autre acide. J'y ai fait attention, & je crois que ce fait peut entrer dans la théorie chimique des affinités de combinaiſons; mais je vois d'autant moins de jour à le faire entrer dans une théorie médicinale, que je ſuis perſuadé que la Médecine doit être uniquement fondé ſur des faits, & que cette ſcience ne peut admettre aucune théorie; car toute théorie étant très-voiſine du ſyſtème, il ſeroit fort dangereux que chaque Médecin pût en créer à ſa fantaiſie.

Je finirai d'ailleurs par faire obſerver que n'ayant propoſé dans mon Mémoire, aucun ſentiment qui me ſoit particulier; mais ayant adopté celui qui eſt généralement reçu par tous les Médecins, je n'ai aucune théorie à établir ni à appuyer.

Je ſens à merveille, ainſi que le dit M. Sage, que tous les raiſonnemens du monde ne prouvent rien contre les faits: auſſi n'ai-je prétendu employer ni raiſonnemens, ni allégations vagues, ni mauvaiſes plaiſanteries, ni quolibets; & je ſerois très-fâché qu'une diſcuſſion ſcientifique, & qui n'a pour but que la recherche de la vérité, dégénérât, par ma faute, en perſonalités indécentes.

TABLE

De ce qui est contenu dans ce Mémoire.

MÉMOIRE

MÉMOIRE

Sur la manière dont les Animaux ſont affectés par differens Fluides aériformes méphitiques, & ſur les moyens de remédier aux effets de ces Fluides.

HISTOIRE ABRÉGÉE

Des différens Fluides aériformes ou *Gas.*

SOIT que les hommes renoncent difficilement aux premières idées qu'ils ont adoptées, ou qu'ils ne puiſſent rompre ſans peine la chaîne qui lie leurs connoiſſances, ſoit plutôt que la vérité ne ſe préſente pas d'abord avec tous les attributs qui doivent la faire reconnoître, il eſt certain qu'on n'a pas fait une ſeule découverte, dans les Sciences, qui ait été généralement adoptée dès son origine; il semble même que les découvertes trouvent des contradicteurs en raison directe de leur importance.

Cette vérité peut à juste titre, s'appliquer à la doctrine des Gas; il en est peu qui ait opéré une révolution plus grande dans la Chimie, & qui ait plus contribué aux progrès de cette belle science: il en est peu aussi qui ait éprouvé plus de contradiction. Plusieurs Chimistes célèbres se sont occupés de recherches sur les gas, & nous ont donné des notions très-exactes sur la nature de quelques-uns de ces fluides; mais malgré leurs expériences multipliées & très-concluantes, on trouve encore un assez grand nombre de personnes, même instruites, qui nient l'existence des gas, ou qui s'en sont formé une idée tout-à-fait fausse.

Les Physiciens avoient démontré que l'air jouissoit d'un certain nombre de propriétés qu'ils regardoient comme tellement particulières à cette substance, qu'elles servoient à la distinguer de toutes les autres: l'invisibilité, la légèreté, la fluidité absolue, l'extrême mobilité, la compressibilité, l'élasticité, le ressort, formoient ces attributs qu'on ne soupçonnoit pas pouvoir jamais retrouver dans aucun corps naturel.

On savoit cependant depuis long-temps,

qu'il se produit dans les souterreins des mines, des vapeurs invisibles *(a)*, qui forment une atmosphère plus ou moins étendue, & dans laquelle les hommes & les animaux ne peuvent être plongés, sans éprouver un mal-aise considérable, qui est bientôt suivi d'anxiétés cruelles & de la mort: on savoit encore que toutes ces vapeurs ne sont pas de la même nature; mais que les unes sont très-inflammables, tandis que les autres éteignent les lumières.

On connoissoit la mofette de la grotte du Chien près de Naples, les exhalaisons nuisibles des charbons allumés, & celles qui se dégagent d'une cuve en fermentation.

Plusieurs anciens Chimistes, antérieurs à Paracelse, & Paracelse lui-même, ont désigné ces vapeurs sous le nom d'esprit sauvage, *spiritus sylvestre*. Vanhelmont a mieux connu ces

---

(a) Il est des circonstances où les vapeurs qui se produisent dans les souterreins des mines sont visibles, c'est lorsqu'elles se mêlent à la vapeur qui s'élève des lampes des Ouvriers. M. Priestley a démontré que la vapeur qui se dégage des cuves en fermentation, & qui n'est pas plus visible que celle des souterreins des mines, peut être facilement aperçue lorsqu'on y éteint une chandelle, parce que la fumée qui s'élève de la chandelle éteinte, se mêlant difficilement à l'air & à la vapeur de la cuve, forme une couche qui sépare ces deux fluides, & les fait distinguer facilement.

fluides aériformes, il les a nommés *gas :* il ſavoit qu'un grand nombre de corps naturels fourniſſent une prodigieuſe quantité de gas par leur analyſe & dans leurs combinaiſons; mais il n'a pas prononcé ſur la nature de ce principe, qu'il regarde, tantôt comme de l'eau réduite en vapeur, & tantôt comme un ſel réſultant de la combinaiſon d'un acide ſubtil avec un alkali volatil; il a ſeulement remarqué que ce n'étoit point de l'air tel que nous le reſpirons.

Boyle, Boërhave & Halles, ont fait beaucoup d'expériences pour prouver qu'il ſe dégageoit une très-grande quantité de fluide élaſtique de l'analyſe de pluſieurs corps & d'une infinité de combinaiſons. Ils ont meſuré avec exactitude, la quantité de gas qui ſe produiſoit dans chacune de leurs opérations; ils ont même obſervé des différences ſenſibles entre les différens fluides aériformes qu'ils ont obtenus; malgré cela, ils n'ont jamais regardé ces produits que comme de l'air factice, ou au moins comme de l'air qui étoit condenſé ou fixé dans les corps, & qui en ſe dégageant entraînoit avec lui diverſes émanations ou parcelles de ces mêmes corps, tant les Phyſiciens étoient perſuadés que rien autre choſe que l'air ne pouvoit ſe préſenter avec les apparences de cette ſubſtance!

C'eſt au docteur Black, chimiſte d'Édimbourg, que nous ſommes redevables des premières connoiſſances chimiques que nous ayons ſur la nature d'un des gas. Ce Savant a prouvé que les matières calcaires qu'on regardoit comme une pure terre, contenoient un principe qui ſe dégageoit ſous la forme d'air pendant la calcination de ces matières, ou dans le temps de leur combinaiſon avec les acides.

Il attribue au dégagement de ce fluide aériforme, l'effervescence qui ſe produit lorſqu'on diſſout une matière calcaire dans un acide, ainſi que la cauſticité que prennent ces mêmes matières en ſe convertiſſant en chaux, & celles qu'acquièrent les alkalis lorſqu'on les traite avec la chaux vive, cauſticité que toutes ces matières perdent en ſe combinant de nouveau au fluide aériforme qu'elles avoient perdu. M. Black a non-ſeulement vu la différence qui exiſte entre l'air reſpirable & le gas que contiennent les matières calcaires; mais il a déterminé les degrés plus ou moins grands d'affinité de ce fluide avec différentes ſubſtances, & cependant il ne l'a pas déſigné ſous un autre nom que ſous celui d'*air fixé,* que Boyle & Halles lui avoient donné.

M. Macbride, Médecin de Dublin, a publié

en 1764, une ſuite nombreuſe d'expériences, qui prouvent que toutes les matières alimentaires contiennent une très-grande quantité d'un fluide qui s'en dégage ſous la forme d'air, & qui eſt parfaitement ſemblable à celui que M. Black a retiré de matières calcaires & des alkalis: ce fluide précipite l'eau de chaux en craie, & s'unit aux alkalis cauſtiques qu'il rend doux & criſtalliſables. M. Macbride a remarqué en outre les propriétés antiſeptiques de ce gas, & la facilité avec laquelle il peut être abſorbé par les inteſtins ſans leur nuire, tandis qu'il eſt mortel lorſqu'on le reſpire, mais il n'a pas changé la dénomination d'air fixé.

M. Cavendish a obſervé que le gas dégagé des matières calcaires, ſe diſſolvoit dans l'eau en grande quantité, & lui communiquoit une ſaveur acidule & piquante. M. Venel avoit bien reconnu que les eaux acidules naturelles contenoient un fluide élaſtique auquel elles devoient leur ſaveur; mais ce Chimiſte ne penſoit pas que ce fût autre choſe que de l'air atmoſphérique.

M. Jacquin, Profeſſeur de Botanique à Vienne, & l'un des plus zélés défenſeurs de la doctrine de M. Black, a déſigné également ſous le nom d'*air fixé*, le gas qu'on retire de la craie.

M. Prieſtley, aux travaux duquel nous ſommes

redevables de la plus belle & de la plus nombreuſe ſuite d'expériences qui ait été faite ſur les différens fluides aériformes, a adopté cette dénomination d'air fixé, non-ſeulement pour le fluide élaſtique dégagé des matières calcaires & pour celui qui ſe produit pendant la fermentation vineuſe; mais encore il a donné le nom d'*air* à différens autres fluides qui n'ont rien de commun avec l'air reſpirable, que l'apparence extérieure; vérité que M. Prieſtley a très-bien ſentie.

Enfin Mrs Lane, Rouelle, & le duc de Chaulnes, ont conſervé le nom d'*air fixé* au fluide élaſtique dégagé des matières calcaires ou produit par la fermentation, quoique certainement ces Savans connuſſent parfaitement les propriétés acides de ce fluide.

Cette dénomination étoit fondée ſur les reſſemblances qui ſe trouvent entre les qualités phyſiques de l'air reſpirable, & celles des fluides élaſtiques ſéparés par l'analyſe des corps; & les Chimiſtes ne vouloient pas changer un nom qu'ils ne croyoient pas bien appliqué, à moins qu'ils ne fuſſent certains d'en choiſir un meilleur, & plus capable de comprendre toutes les propriétés de ces nouveaux produits qu'ils ne connoiſſoient pas encore aſſez : cette retenue étoit louable aſſurément, cependant elle a été ſuivie de quelques inconvéniens. Plusieurs Physiciens & Chimistes s'attachant au seul mot d'*air*, sont restés persuadés que tous les fluides que M. Priestley a fait connoître, n'étoient & ne pouvoient être que de l'air chargé de quelques vapeurs de différente nature, tant ils étoient convaincus qu'aucune substance, autre que l'air, ne peut se montrer sous les apparences de cet élément !

Toutes les disputes qui se sont élevées entre les Savans, relativement à la doctrine des fluides élastiques dégagés des différens corps naturels, n'ont encore porté que sur le nom d'*air* donné à toutes ces substances.

M. Macquer a très-bien senti qu'il falloit abandonner une dénomination qui n'avoit paru exacte à aucun Chimiste, & qui avoit fait naître des idées fausses à plusieurs ; il a en conséquence adopté celle de gas, que Vanhelmont avoit employée depuis long-temps, & qui n'ayant pas d'acception particulière dans notre langue, devient propre à signifier tout ce qu'on voudra lui faire signifier. M. Macquer entend donc par gas, un fluide invisible, léger, mobile, compressible & élastique, quelle que soit la nature de ce fluide: ainsi, sous ce point de vue, l'air n'est lui-même qu'un véritable gas, mais dont les qualités chimiques ſont différentes de celles des autres fluides du même genre, comme on peut s'en convaincre par l'examen de ces ſubſtances *(b)*.

Gas reſpirable, Air.

L'air eſt le ſeul fluide que les hommes & les animaux puiſſent reſpirer : ce gas joint aux propriétés communes à toutes les eſpèces de ce genre, celle de favoriſer la combuſtion de tous les corps & la calcination des métaux.

L'atmoſphère dans laquelle nous vivons, n'eſt pas de l'air pur comme les Phyſiciens l'ont cru ; car indépendamment des différentes matières qui y ſont diſſéminées, M. Lavoiſier a démontré que ce fluide étoit compoſé d'une partie de véritable air reſpirable, & de trois parties d'un gas méphitique, qui ne peut ſervir ni à la combuſtion, ni à la reſpiration, & que ce Savant chimiſte a nommé *mofette atmoſphérique*.

(b) M. Macquer dans la nouvelle édition de ſon Dictionnaire de Chimie, a raſſemblé tout ce qu'on ſait de mieux ſur la nature des différens fluides aériformes qu'il a déſignés ſous le nom de *gas* ; ce célèbre Chimiſte a bien voulu, non-ſeulement me procurer la lecture de cet article important & d'un grand nombre d'autres ; mais il m'a permis de faire uſage des connoiſſances précieuſes qui ſont répandues dans ſon excellent Ouvrage, dont les Savans attendent la publication avec tant d'impatience.

Mrs Prieſtley & Lavoiſier ont retiré de pluſieurs chaux métalliques, mais particulièrement de celles de mercure & de plomb, une fort grande quantité d'un air très-pur, que le premier a nommé *air déphlogiſtiqué.* Tous les corps combuſtibles brûlent environ quatre fois plus vîte dans cet air, que dans le fluide atmoſphérique, & y répandent une lumière infiniment plus brillante & plus vive; on y peut calciner quatre fois plus d'un métal quelconque, & les animaux peuvent y vivre quatre fois plus de temps. Le nom donné par M. Prieſtley, eſt fondé ſur ce que cet air paroît propre à ſe charger d'une grande quantité du phlogiſtique des corps combuſtibles & des exhalaiſons animales phlogiſtiquées: mais M. Lavoiſier ne regarde ce gas que comme de l'air pur, & attribue uniquement à ſa pureté, la propriété qu'il a de favoriſer la combuſtion & la reſpiration.

Gas ſalins.

Tous les corps ſuſceptibles de ſe volatiliſer à un degré de chaleur modéré, peuvent ſe mettre dans l'état de gas, & ſubſiſter ſous cette forme tant qu'ils reſtent expoſés à la même température. Mrs Lavoiſier & de la Place, dans des expériences faites en commun, ont découvert un ſecond moyen de détruire l'agrégation d'un grand nombre de corps & de les convertir en gas; il ſuffit pour cela de diminuer la preſſion que ces corps éprouvent de la part du fluide qui les environne. Les Phyſiciens avoient obſervé depuis long-temps que l'eau bout très-promptement ſous le récipient de la machine pneumatique, & long-temps avant que ce fluide éprouve le degré de chaleur de l'ébullition. M.rs Lavoiſier & de la Place ont été beaucoup plus loin, & par une très-belle ſuite d'expériences dont les détails ſeront publiés dans le volume de l'Académie des Sciences de 1777, ces Savans ont démontré que tous les fluides volatils, pris même au terme de zéro du thermomètre de M. de Reaumur, entroient en expanſion, & ſe réduiſoient ſous forme de gas lorſqu'on les plaçoit, ſoit dans le vide de la machine pneumatique, ſoit dans celui du baromètre, & que dans cet état ils avoient la propriété de ſoutenir le mercure à une hauteur déterminée propre à chacun d'eux: c'eſt ainſi que l'eau prend la forme de gas lorſque le mercure d'un baromètre adapté à la machine pneumatique eſt à quatre lignes de ſon niveau; & le mercure qui eſt un fluide ſi peſant, paroît arriver au même degré d'expanſion des gas lorſque ce fluide peut être abaiſſé dans le baromètre, à une demi-ligne de ſon niveau, ainſi que cela arrive avec les excellentes machines pneumatiques, que M. le duc de Chaulnes a fait conſtruire, & à l'aide deſquelles il a eu la ſatisfaction d'entrevoir le premier ce phénomène important & ſingulier de l'ébullition du mercure, ſans le ſecours du feu.

Pluſieurs matières ſalines volatiles peuvent très-aiſément ſe convertir en gas.

Gas alkalin.

Si on chauffe de l'alkali volatil cauſtique dans une petite cornue de verre, dont l'extrémité ſoit reçue ſous une cloche pleine de mercure, il ſe dégage une quantité conſidérable de gas. L'alkali volatil qui étoit dans la cornue perd ſon odeur piquante, & n'eſt plus que de l'eau.

Le gas qui a paſſé ſous la cloche, a toutes les apparences de l'air; mais il a une odeur vive & pénétrante d'alkali : il éteint toutes les lumières qu'on y plonge, & ſe mêle très-promptement au fluide atmoſphérique, parce qu'il eſt extrêmement léger. Si on fait paſſer un peu d'eau ſous une cloche pleine de gas alkalin, ce gas eſt promptement abſorbé, & l'eau ſe change en un eſprit alkali volatil très-fort & très-pénétrant. Le gas alkalin s'unit avec tous les acides, &

forme avec eux des ſels ammoniacaux ; il eſt très-méphitique, & tue promptement les animaux qu'on y plonge : en un mot, ce gas n'eſt que de l'alkali volatil pur.

On peut obtenir le même gas, en diſtillant un mélange de chaux & de ſel ammoniac dans une cornue dont l'extrémité eſt reçue ſous une cloche pleine de mercure.

Gas acide marin.

L'eſprit de ſel marin fumant, chauffé dans une cornue dont l'extrémité eſt reçue ſous une cloche pleine de mercure, fournit un gas qui a les caractères apparens de l'air. Ce gas, nommé par M. Prieſtley *air marin*, n'eſt que de l'acide marin très-pur.

Le gas marin eſt plus peſant que l'air : auſſi lorſqu'on verſe ce gas dans un vaiſſeau qui eſt rempli d'air commun, cet air s'échappe & ſe trouve remplacé par le gas.

Les lumières plongées dans le gas marin, s'y éteignent ſur le champ, & les animaux qu'on y plonge, ſont promptement ſuffoqués. Le gas marin, en ſe mêlant à l'air, répand des fumées blanches très-épaiſſes : ſi l'on fait paſſer un peu d'eau ſous une cloche pleine de ce gas, il eſt promptement abſorbé, & l'eau ſe change en un eſprit de ſel marin très-fort & très-pénétrant.

Le gas marin s'unit aux alkalis fixes & volatils, & forme avec eux les mêmes ſels que forme l'acide marin en s'uniſſant aux alkalis : il diſſout les matières calcaires & métalliques, s'unit à l'eſprit de vin, aux huiles, au camphre, & décompoſe le ſalpêtre & l'alun.

On obtient encore facilement le gas marin, en diſtillant le ſel marin avec l'huile de vitriol concentrée à la manière de Glauber.

Gas acide ſpathique.

L'eſpèce de ſpath, déſigné par les Naturaliſtes ſous le nom de *ſpath vitreux* ou de *ſpath fluor*, diſtillé avec quelqu'acide minéral, mais ſur-tout avec l'huile de vitriol, fournit un gas qu'on peut commodément recevoir ſous une cloche pleine de mercure. Le gas, nommé par M. Prieſtley *air ſpathique*, éteint promptement les lumières & fait périr les animaux qu'on y plonge : lorſqu'on mêle ce gas à l'eau, il s'y unit promptement, en laiſſant dépoſer une très-grande quantité de flocons terreux.

Gas acide ſulſureux.

Si on fait chauffer de l'eſprit ſulſureux volatil dans une petite cornue, dont l'extrémité eſt reçue ſous une cloche pleine de mercure, il ſe dégage un gas acide que M. Prieſtley nomme *air vitriolique*. Ce gas cependant ne peut pas ſe produire avec l'acide vitriolique pur, parce que cet acide n'eſt pas volatil : mais toutes les fois qu'on lui ajoute une matière combuſtible propre à lui communiquer de la couleur, de l'odeur & de la volatilité, il peut alors ſe convertir en gas ſulfureux. Un des moyens les plus ſimples pour ſe procurer ce gas, c'eſt de faire bouillir de l'huile de vitriol ſur du mercure, dans une petite cornue dont l'extrémité eſt reçue ſous une cloche pleine de mercure.

Gas acide de la craie (c).

M. Black a démontré que la craie & toutes

(c) Le mot *craie* eſt pris dans cette occaſion, pour ſignifier toutes les terres & pierres dont on peut faire la chaux vive; il eût été peut-être plus exact de dire l'acide de la matière calcaire; mais outre que le nom auroit étoit trop long, j'ai craint qu'il ne fût un peu obſcur, à cauſe de l'habitude dans laquelle on eſt d'attacher au mot *calcaire*, l'idée d'une matière alkaline : d'ailleurs, il n'eſt pas extraordinaire de déſigner ſous la même dénomination des ſubſtances de même nature, & le célèbre Chevalier Linné en a donné l'exemple en nommant toutes les pierres calcaires, *marmor*, quoique Wallerius & beaucoup d'autres Naturaliſtes n'aient donné ce nom qu'aux pierres calcaires dures & ſuſceptibles du poli.

les matières calcaires ſont compoſées de chaux vive, & d'un gas qui eſt de nature acide : ce gas peut s'obtenir de deux manières, par la ſeule action du feu, ou par l'intermède des acides qui ont plus de force que celui de la craie, & qui peuvent le chaſſer, en s'uniſſant à la chaux vive qui lui ſervoit de baſe.

Pour obtenir l'acide de la craie ſans intermède, il faut mettre une matière calcaire dans une cornue de grès dur *(d)*, capable de ſupporter l'action d'un feu violent, & faire paſſer l'extrémité de la cornue ſous une cloche pleine d'eau ; à meſure que la pierre ſe calcine, il ſe dégage une quantité conſidérable de gas dont une partie ſeulement ſe diſſout dans l'eau.

On peut retirer le même gas & plus facilement encore, en diſſolvant de la craie dans l'eſprit de vitriol, & recevant la vapeur qui s'en dégage ſous une cloche pleine d'eau : enfin la Nature produit abondamment cette eſpèce d'acide; il

---

(d) M. le duc de la Rochefoucauld a démontré que tous les vaiſſeaux de grès n'étoient point propres à la calcination de la pierre calcaire, mais que ceux qui étoient tendres laiſſoient échapper la plus grande partie du fluide aériforme.

On ſe ſert aſſez facilement d'un canon de fuſil; mais on obtient alors une portion de gas inflammable mêlé au gas acide de la craie.

conſtitue

conſtitue la plupart des mofettes des mines & autres ſouterreins, comme la grotte du Chien près de Naples ; il eſt alors dans un état de pureté & ſous la forme de gas ; il exiſte combiné à l'eau dans les eaux minérales qu'on appelle *ſpiritueuſes* ou *gaſeuſes :* cet acide en un mot conſtitue les vapeurs dangereuſes des cuves en fermentation, & celle des charbons allumés. On le retire dans l'analyſe d'un aſſez grand nombre de corps.

Le gas acide de la craie a été déſigné par Mrs Black, Jacquin & Prieſtley, ſous le nom d'*air fixe.* M. Bergman *(e)* faiſant attention aux propriétés manifeſtement acides de ce gas, l'a nommé *acide aërien*, parce qu'on l'obtient ſous forme d'air : mais cette dénomination lui convient d'autant moins que beaucoup d'autres acides peuvent être dans le même état.

M. Sage a préféré au nom d'*acide aërien*, celui d'*acide marin volatil (f)*, & celui d'*acide méphitique (g)*, ſous leſquels il comprend le

---

(e) Commentatio de acido aërio, auctore Toberno Bergman e ſecundo novorum Societatis Regiæ Scient. Upſ. actorum, tomo excerpta. Upſaliæ, anno 1775.

(f) Élémens de Minéralogie docimaſtique, *tome I, page 12.*

(g) Expériences propres à faire connoître que l'alkali volatil fluor, eſt le remède le plus efficace dans les aſphixies, *ſeconde Édition.* Paris, 1777.

gas des matières calcaires & tous ceux qui lui reſſemblent : mais le nom d'*acide marin volatil* peut être appliqué au gas marin qui eſt très-volatil, & celui d'*acide méphitique*, convient à tous les acides ſans exception, puiſqu'il n'y en a pas un ſeul qui ne ſoit méphitique: on pourroit peut-être appeler le gas de la craie, *acide de la fermentation vineuſe* ou *acide des charbons*, parce qu'il ſe produit pendant la fermentation des liqueurs vineuſes & pendant la combuſtion des charbons; mais il me ſemble qu'on eſt certain de l'exiſtence de l'acide dans la craie, au lieu qu'on ne ſait pas bien préciſément ſi l'acide qui ſe développe dans le temps de la fermentation ou dans la combuſtion du charbon, exiſtoit dans le corps fermentant & dans le charbon, ou s'il n'eſt pas un nouveau produit de la combuſtion & de la fermentation; d'ailleurs, il n'eſt pas plus ridicule de nommer *acide de la craie*, celui qui ſe produit pendant la fermentation des vins & pendant la combuſtion des charbons, que de nommer *acide de la fermentation vineuſe*, celui qui exiſte dans la craie.

J'obſerverai en outre que les Chimiſtes ont coûtume de déſigner les acides par le nom de la ſubſtance qui en contient le plus, qui en fournit plus facilement, ou dont on les a d'abord extraits. L'acide vitriolique a pris ſon nom des vitriols qui le contiennent, & deſquels on l'a d'abord retiré ; mais cela n'a pas empêché qu'on appelât *acide vitriolique*. l'acide qui ſe trouve dans le ſoufre, dans l'alun, dans la ſélénite, dans le ſel de Glauber, parce qu'en effet cet acide n'eſt pas différent de celui des vitriols.

L'acide nitreux qui ſe trouve dans le ſalpêtre, eſt le même que celui de la pierre infernale : l'acide marin exiſte également dans le ſel ammoniac, dans le ſublimé corroſif, dans le beurre d'antimoine & dans le ſel marin. En ſuivant cette marche, nous avons cru, M. Lavoiſier & moi, pouvoir déſigner l'air fixe de Mrs Black & Prieſtley, ſous le nom d'*acide de la craie*, parce que la craie eſt la ſubſtance qui en contient le plus, & qui en fournit le plus aiſément dans ſon analyſe & dans ſes combinaiſons ; d'ailleurs, la craie eſt une matière très-abondante dans la Nature.

Enfin, nous croyons pouvoir dire que l'acide de la craie eſt combiné à l'alkali marin, dans le ſel fixe de ſoude, comme nous diſons que l'acide vitriolique eſt combiné au même alkali marin dans le ſel de Glauber.

L'acide de la craie a des propriétés particulières lorſqu'il eſt dans l'état de gas, c'eſt-à-dire, lorſqu'il eſt pur : c'eſt un fluide inviſible, compreſſible, élaſtique, ayant une odeur piquante qui n'eſt pas déſagréable.

La peſanteur de cet acide eſt à peu-près double de celle de l'air, ainſi qu'il réſulte des expériences de M. le Duc de Chaulnes & de celles de M. le Duc d'Ayen, en ſorte qu'on peut le verſer d'un vaiſſeau dans un autre, comme cela a lieu pour tout fluide plus peſant que l'air.

Lorſqu'on plonge une lumière dans l'acide de la craie, cette lumière s'éteint ſur le champ, l'air ſe mêle aſſez lentement à cet acide; l'eau l'abſorbe beaucoup moins vîte qu'elle n'abſorbe les autres acides : cependant ſuivant la remarque de M. Cavendish, elle en diſſout un volume plus qu'égal au ſien; l'eau chargée de ce gas, eſt un véritable eſprit acide de la craie, comme l'eau ſaturée du gas marin, eſt un eſprit acide du ſel marin : on trouve pluſieurs de ces eaux acidules naturelles, elles portent le nom d'*eaux minérales gaſeuſes*.

L'eſprit acide de la craie a une ſaveur piquante, mais point du tout cauſtique; il rougit la teinture bleue du tourneſol, mais il n'agit pas ſur le ſirop de violette dont la couleur eſt beaucoup moins altérable : cet acide mêlé à l'eau de chaux la trouble & y occaſionne un précipité qui n'eſt que de la craie; mais en ajoutant une nouvelle quantité du même acide, la craie ſe rediſſout.

L'acide de la craie s'unit promptement aux alkalis fixes & volatils cauſtiques; il diminue leur ſaveur & leur diſſolubilité, les rend doux, criſtalliſables & effervefcens; car la propriété de faire effervefcence avec les acides n'appartient point aux alkalis purs, comme on l'a toujours penſé, mais aux ſels neutres, & elle eſt toujours produite par le dégagement d'un gas quelconque: ainſi le ſel marin fait effervefcence avec l'huile de vitriol, parce que ce ſel neutre en ſe décompoſant, laiſſe échapper ſon acide dans l'état de gas.

On ne connoît pas à beaucoup près, toutes les combinaiſons de l'acide de la craie; mais on ſait au moins qu'il eſt plus foible que tous les autres, puiſqu'on peut, à l'aide de tous les acides, le dégager des baſes auxquelles il eſt uni; enfin, ce qui caractériſe particulièrement l'acide de la craie, c'eſt qu'il a plus d'affinité avec la chaux qu'avec les alkalis fixes & volatils; car on peut par le moyen de la chaux, enlever aux alkalis, la portion d'acide de la craie qui leur eſt unie, au lieu qu'on ne peut pas ſéparer l'acide contenu dans la craie par le moyen des alkalis : le contraire a lieu pour les autres acides qui ont plus d'affinité avec les alkalis fixes qu'ils n'en ont avec la chaux; cette affinité particulière de l'acide de la craie avec la chaux, est peut-être une assez bonne raison pour faire adopter la dénomination que nous avons cru, M. Lavoisier & moi, pouvoir donner à cet acide.

Je ne crois pas devoir m'étendre sur les effets de l'acide de la craie, relativement aux plantes & aux animaux qu'il fait périr, non plus que sur les qualités anti-putrides de cette substance, parce que ce sont des propriétés communes à tous les acides, & que d'ailleurs on les trouve très-bien détaillés dans les Ouvrages de M.rs Macbride & Priestley.

Des Gas acides végétaux.

M. Priestley a fait voir que le vinaigre radical chauffé dans une cornue, dont l'extrémité est reçue sous une cloche pleine de mercure, fournissoit un gas acide qui n'est lui-même que l'acide du vinaigre très-concentré : ce gas se dissout facilement dans l'eau qu'il convertit en un très-fort vinaigre.

M. Bertholet, Docteur en Médecine, a fait voir que l'acide du tartre pouvoit être également réduit en un gas qu'il a nommé *air tartareux*.

Du Gas nitreux.

L'eſprit fumant de nitre, quoique très-odorant & très-volatil, n'a pas encore pu être converti en gas ; mais il paroît que cela dépend uniquement de ce que les Chimiſtes n'ont pas de moyen de ſéparer de l'eau la partie véritablement acide de l'eſprit de nitre, comme ils le font à l'égard de l'eſprit ſulfureux volatil & de l'eſprit de ſel. En effet, on ne connoît encore que deux fluides qui ſoient propres à laiſſer paſſer les gas ; l'eau qui n'eſt applicable qu'à l'acide de la craie, parce qu'elle le diſſout difficilement, & le mercure qui eſt propre à laiſſer paſſer les autres gas acides ; mais l'eau ni le mercure ne peuvent être employés pour ſéparer la partie acide de l'eſprit de nitre, parce que le premier de ces deux fluides abſorbe l'acide auſſi promptement qu'il ſe dégage, & que le ſecond, étant attaqué très-vivement par l'acide nitreux, le décompoſe.

Si les Chimiſtes trouvoient un fluide qui n'eût point d'action ſur l'acide du nitre, il eſt très-vraiſemblable qu'ils pourroient obtenir un gas acide nitreux.

Juſqu'à préſent ce qu'on appelle *gas nitreux*, n'eſt qu'une des parties conſtituantes de cet acide : on l'obtient facilement en faiſant diſſoudre quelque métal, comme le fer, le zinc, le mercure dans de l'acide nitreux, & recevant ſous une cloche pleine d'eau la vapeur qui s'en dégage; on peut l'obtenir également des huiles, du ſucre & de pluſieurs matières végétales, traitées avec l'acide nitreux.

Le gas nitreux ne paroît pas plus propre à la combuſtion que les autres gas : lorſqu'on le mêle à l'air, il produit de la chaleur; la quantité des deux fluides diminue, & on voit paroître des vapeurs brunes très-épaiſſes, qui rempliſſent la cloche dans laquelle ſe fait le mélange. Ces vapeurs qui ne ſont qu'un eſprit de nitre très-fumant, ſont promptement abſorbées par l'eau.

M. Prieſtley a obſervé que plus l'air qu'on mêle avec le gas nitreux eſt pur, plus la chaleur qui réſulte du mélange des deux gas eſt conſidérable, plus les vapeurs qui ſe forment ſont épaiſſes, & plus la quantité reſpective des deux fluides diminue. En conſéquence, M. Prieſtley a cru trouver dans le gas nitreux un moyen aſſuré de connoître la pureté & la ſalubrité de l'air : mais malheureuſement ce moyen eſt fort équivoque, parce que le gas nitreux n'eſt pas toujours le même, mais il eſt plus ou moins fort en raiſon de ce qu'on a employé l'acide nitreux plus ou moins concentré, ou que la diſſolution opérée par cet acide, a été faite plus ou moins promptement.

On ne connoît pas toutes les propriétés du gas nitreux, on ſait ſeulement qu'il ſe décompoſe en l'agitant très-fortement dans l'eau, & qu'il eſt méphitique à un haut degré.

Quelques Chimiſtes ont penſé que le gas nitreux n'étoit autre choſe que de l'air mêlé d'acide nitreux : mais il eſt aiſé de ſe convaincre du contraire, lorſqu'on voit ce gas ſe convertir en acide dans la proportion qu'on lui ajoute de nouvel air pur, & qu'enfin, en décompoſant l'acide nitreux, il ſe réduit en air & en gas nitreux.

M. l'abbé Fontana, dans une Diſſertation qu'il a publiée ſur le gas nitreux, regarde ce fluide comme un compoſé d'air, d'acide, de beaucoup de phlogiſtique & même d'un peu de métal, lorſqu'il a été tiré d'une diſſolution métallique. Cette aſſertion eſt fondée ſur beaucoup d'expériences bien faites, mais qui n'ont pas paru aſſez concluantes à M. l'abbé Fontana lui-même pour qu'il regardât ſon opinion comme démontrée.

Des Gas inflammables.

Il paroît que toutes les ſubſtances inflammables peuvent facilement ſe réduire en gas.

Lorſqu'on chauffe de l'éther vitriolique juſqu'au trente-deuxième degré du thermomètre de M. de Reaumur, il bout & ſe réduit en gas. J'ai fait cette expérience avec M. Lavoiſier.

Le gas éthéré eſt plus peſant que l'air atmoſphérique : lorſqu'on lui préſente une bougie allumée, il s'enflamme & ne brûle que dans ſa partie ſupérieure qui eſt en contact avec l'air. Si le vaiſſeau qui contient le gas éthéré ſe trouve trop plein, le gas ſe répand par-deſſus les bords, & on voit la flamme s'écouler en dehors le long des parois du vaſe.

M.rs Lavoiſier & de la Place, ſe ſont aſſurés que l'éther pris au terme de zéro du thermomètre de M. de Reaumur, entroit en expanſion, & ſe réduiſoit en gas lorſqu'il n'étoit plus chargé que d'une atmoſphère égale au poids de ſix à ſept pouces de mercure.

L'eſprit de vin peut, comme l'éther, ſe réduire en gas, ſoit en l'échauffant juſqu'au ſoixante-ſeptième degré du thermomètre de M. de Reaumur, ſoit en diminuant la preſſion de l'atmoſphère juſqu'à ce que ſon poids n'équivale plus qu'à une colonne de mercure d'environ ſept lignes de hauteur, la température de la liqueur étant au terme de zéro.

Il paroît que toutes les huiles, & ſur-tout les huiles eſſentielles & volatiles des plantes, peuvent être amenées à l'état de gas par de ſemblables moyens.

Du Gas inflammable détonnant, ou feu briſou.

Le feu briſou des Mineurs, eſt le gas inflammable le plus anciennement connu; il ſe dégage des carrières de ſel gemme & de celles de charbon de terre: ce gas prend feu à l'approche d'une bougie allumée, & produit en détonnant, une exploſion plus ou moins forte. Il eſt très-méphitique, & fait périr promptement les hommes & les animaux qui y ſont plongés.

Les Chimiſtes ont obſervé depuis long-temps qu'on pouvoit enflammer la vapeur qui s'élève des diſſolutions d'étain, de fer ou de zinc, par les acides vitriolique & marin; mais ils ne ſavoient pas en quel état étoit cette vapeur.

M. Prieſtley l'a recueillie ſous une cloche en la faiſant paſſer à travers l'eau, & il a vu qu'elle reſtoit dans l'état permanent d'air ou de gas: il a retiré un ſemblable gas des mêmes métaux, fortement chauffés dans un canon de fuſil, ou expoſés au foyer d'un miroir ardent, & M. de Laſſone a démontré que les mêmes métaux fourniſſoient un ſemblable gas en ſe diſſolvant dans les alkalis.

Le gas inflammable ou feu briſou eſt auſſi inviſible, auſſi fluide, auſſi compreſſible & auſſi élaſtique que l'air, mais il eſt plus léger; & lorſqu'il eſt dans un vaſe ouvert, il ſe diſſipe très-promptement: ce gas, quoique très-combuſtible, n'eſt point propre à favoriſer la combuſtion des autres corps.

On peut s'en aſſurer en mettant ſous une cloche pleine de ce gas, un corps combuſtible, ſur lequel on fait tomber le foyer d'une lentille de verre: ce corps ne brûle pas, quoiqu'il ſoit fortement chauffé.

Le gas inflammable eſt dans le cas de tous les autres corps combuſtibles, il ne peut brûler ſans le concours de l'air. M. Prieſtley a fait paſſer ce gas à travers un canon de fuſil rougi au feu, ſans qu'il ſe ſoit allumé; il a pris de la poudre à canon, qui a la propriété de brûler dans les vaiſſeaux clos, il l'a fait détonner dans le gas inflammable, ſans qu'aucune des parties de ce gas ſe ſoit enflammée.

Dès que le gas inflammable eſt en contact avec l'air, il brûle facilement, & même dans un ſeul inſtant, s'il eſt mêlé d'une quantité d'air ſuffiſante pour ſon entière déflagration: cette quantité eſt ſuivant la remarque de M. Prieſtley, de deux parties de fluide atmoſphérique contre une de gas inflammable ; ſi on fait un ſemblable mélange dans une bouteille à col étroit, & qu'on préſente une bougie allumée à l'orifice de la bouteille, le mélange s'enflamme en produiſant une aſſez forte exploſion, & brûle en un inſtant fort court.

Le gas inflammable brûle plus promptement & produit une détonation beaucoup plus bruyante lorſqu'on le mêle avec l'air pur ou air déphlogiſtiqué de M. Prieſtley ; cet air étant infiniment plus favorable à la combuſtion que le fluide atmoſphérique, il n'en faut qu'une partie pour produire l'entière déflagration de deux parties de gas inflammable, & occaſionner un bruit qui eſt, ſuivant M. Prieſtley, quarante ou cinquante fois plus conſidérable que celui qui eſt produit lors de la combuſtion du gas inflammable avec l'air atmoſphérique.

M. Macquer, convaincu que les gas qui nuiſent à la combuſtion des corps, doivent également empêcher la combuſtion du gas inflammable, a eſſayé, conjointement avec M. Sigaud de la Fond, d'allumer un mélange de ce gas, & du gas acide de la craie renfermée dans une bouteille à col étroit, où ils ont eu la satisfaction de voir que le gas inflammable ne s'allumoit pas.

M. Priestley qui avoit tenté la même expérience, n'avoit pas réussi, parce que le mélange étant fait dans un vaisseau de large ouverture, le gas inflammable, en vertu de sa légèreté, se dégageoit promptement, & se mettant en contact avec l'air atmosphérique, il brûloit à la surface du gas acide de la craie.

Du gas inflammable des marais.

On trouve dans l'Ouvrage de M. Priestley, une lettre du docteur Franklin, dans laquelle ce Savant illustre rapporte qu'il s'élève de quelques-unes des rivières de la Nouvelle Jersey, une vapeur qui s'enflamme à l'approche d'une bougie allumée, mais il ne donne ce fait que pour l'avoir entendu dire.

M. Volta, Professeur de Physique à Côme, vient de faire une belle suite d'observations sur le gas inflammable des marais; suivant ce célèbre Physicien, on obtient ce gas avec la plus grande facilité, en remuant avec un bâton la vase des marais, des étangs, des fossés & des mares, & recevant dans une bouteille pleine d'eau les bulles qui se dégagent : on peut en rassembler une assez grande quantité en fort peu de temps.

Cependant M. Lavoiſier qui a répété à Paris un grand nombre d'expériences de M. Volta, a obſervé qu'on ne pouvoit pas toujours ſe procurer ce gas avec la même facilité, mais qu'il y avoit des jours où on en pouvoit recueillir beaucoup dans un endroit, où quelques jours après on ne rencontroit que du gas méphitique ou mofette atmoſphérique.

Le gas inflammable des marais, brûle plus lentement que celui qui ſe dégage des diſſolutions métalliques, & la flamme qu'il produit, eſt d'un bleu foncé.

Il faut auſſi, pour faire brûler ce gas en entier, employer une quantité d'air infiniment plus grande que celle qui eſt néceſſaire pour la combuſtion du gas inflammable des métaux. On peut mêler juſqu'à ſix parties de fluide atmoſphérique contre une de gas inflammable des marais, & ce gas ne fait encore que de petites exploſions ſucceſſives & foibles, en ſorte que pour le faire brûler en un inſtant, il faut ajouter douze parties d'air commun.

M. Volta conclud de cette expérience, que le gas des marais eſt plus inflammable que le gas ſéparé de la diſſolution des métaux, puiſqu'il peut enflammer douze parties d'air; mais il paroît que c'eſt préciſément tout le contraire:

car un corps eſt d'autant plus difficile à brûler, qu'il faut plus d'air pour faciliter ſa combuſtion.

Le même M. Volta penſe que les feux folets ne ſont autre choſe que ce gas inflammable qui s'élève des marais : enfin le gas inflammable qui s'élève de quelques puits & des latrines, dans de certaines occaſions, paroît être de la même nature que celui des marais.

On retire dans pluſieurs opérations chimiques, un gas qui eſt aſſez ſemblable au gas des marais; il brûle de même lentement, en répandant une flamme bleue, & ne détonne pas par ſon mélange avec l'air : nous en avons obtenu, M. Lavoiſier & moi, en faiſant du foie de ſoufre & du pyrophore dans les vaiſſeaux clos, & recevant ſous une cloche pleine d'eau la vapeur qui ſe dégage pendant ces opérations.

Le gas inflammable qui ſe produit lorſqu'on précipite une diſſolution de foie de ſoufre par un acide, & que Mrs Meyer & Rouelle ont obſervé, eſt de la même nature.

M. de Laſſone en a tiré de pareil d'une réduction de chaux de zinc avec la poudre de charbon, & d'une diſtillation de bleu de Pruſſe.

M. Hales a retiré du gas inflammable de la diſtillation de pluſieurs matières végétales & animales, mais il n'a pas déterminé l'eſpèce de

ce gas

ce gas. Les deux ſortes de gas inflammables ont d'ailleurs pluſieurs propriétés qui leur ſont communes. Tous deux ſont méphitiques à un haut degré ; tous deux ſe mêlent difficilement à l'eau ; mais en les agitant long-temps avec ce fluide, ils finiſſent par ſe décompoſer, ainſi que l'a remarqué M. Prieſtley : enfin ils noirciſſent pluſieurs diſſolutions métalliques.

Beaucoup de Chimiſtes ont penſé que le gas inflammable n'étoit que de l'air ordinaire chargé de phlogiſtique ; mais M. Macquer eſt d'un ſentiment abſolument contraire : il ſe fonde ſur ce que le gas inflammable ne peut brûler dans les vaiſſeaux clos, ce qui ne pourroit manquer d'arriver s'il contenoit de l'air, puiſqu'il ſeroit alors dans la circonſtance la plus favorable à ſa combuſtion.

Le gas inflammable paroît être un fluide d'une nature particulière, qui a toutes les propriétés phyſiques ou apparentes de l'air, mais qui n'a aucun des attributs chimiques de cet Élément.

Enfin il réſulte de ces expériences & des recherches des Chimiſtes modernes, que l'air n'a pas excluſivement la propriété d'être un fluide inviſible, très-léger, très-mobile, très-compreſſible, très-élaſtique, mais que ces qualités peuvent ſe trouver dans une infinité de substances, & particulièrement dans un grand nombre de fluides salins & de fluides inflammables.

MÉMOIRE sur la manière dont les Animaux sont affectés par différens Fluides aériformes méphitiques, & sur les moyens de remédier aux effets de ces Fluides.

LONG-TEMPS avant que les Chimistes s'occupassent des différens gas ou fluides aériformes méphitiques, & qu'ils en fissent l'objet de leurs recherches, plusieurs Physiciens & Naturalistes connoissoient parfaitement les dangereux effets des mofettes.

Les exemples d'hommes morts dans les souterreins des mines, ou suffoqués par la vapeur des charbons allumés & par celle des liqueurs vineuses en fermentation n'avoient que trop fourni l'occasion de s'en instruire.

On avoit souvent tenté de rappeler à la vie les malheureux suffoqués, & on avoit eu quelquefois l'avantage de réussir.

Les Savans avoient répété un grand nombre d'expériences sur les animaux, particulièrement dans la grotte du Chien près de Naples.

D'habiles Médecins avoient observé avec

attention tous les ſymptômes qui accompagnent la ſuffocation; ils avoient fouillé les cadavres des perſonnes mortes ſuffoquées, pour y chercher ſoigneuſement la cauſe de leur mort; enfin ils avoient propoſé différens moyens de remédier aux funeſtes effets des vapeurs méphitiques; mais ces moyens, quoique fondés ſur la plus exacte obſervation, & vérifiés par une longue ſuite d'expériences, ne réuſſiſſant pas dans tous les cas, il étoit poſſible d'en découvrir de plus efficaces & de plus conſtans, il étoit même utile de les rechercher, c'eſt à quoi ſe ſont appliqués pluſieurs Chimiſtes.

La Chimie a ſouvent éclairé la Médecine, & lui a fourni beaucoup de ſecours ſalutaires; mais quoique le zèle des Savans qui appliquent leurs travaux à la perfection de l'art de guérir mérite toute la reconnoiſſance des Médecins, cependant les remèdes que ces Savans propoſent, ne peuvent être adoptés qu'on n'en ait examiné ſoigneuſement les avantages & les inconvéniens, & cet examen doit être d'autant plus ſévère, que le remède propoſé eſt plus actif & plus célébré; ou que les maladies pour leſquelles on le propoſe ſont plus graves, ou plus dangereuſes.

Les moyens que pluſieurs Chimiſtes modernes ont indiqués comme les plus propres à remédier à la ſuffocation & aux aſphyxies, m'ont ſur-tout paru dignes d'une attention particulière, parce que ces moyens ſont excluſifs, & qu'ils ont été préſentés comme des ſecours aſſurés contre des maladies les plus graves.

Je diviſerai ce Mémoire en trois parties; dans la première, j'examinerai les connoiſſances acquiſes par les Médecins, avant que les Chimiſtes s'occupaſſent de la recherche des différens gas ou fluides aériformes méphitiques.

J'expoſerai dans la ſeconde, l'application que les Chimiſtes ont faite de leurs découvertes à l'art de guérir, & je propoſerai quelques objections contre leurs aſſertions.

La troiſième, contiendra le recit des expériences que j'ai tentées, un réſumé très-court ſur les moyens de rappeler à la vie les perſonnes ſuffoquées ou tombées dans différens degrés d'aſphyxie.

PREMIÈRE PARTIE.

Connoiſſances acquiſes par les Médecins avant que les Chimiſtes s'occupaſſent de la recherche des Gas ou Fluides aériformes méphitiques.

QUOIQUE les Médecins ne connuſſent pas la nature des mofettes & des différentes vapeurs ſuffoquantes, ils ſavoient qu'elles étoient malfaiſantes, & qu'après avoir produit des accidens très-graves elles faiſoient périr en fort peu de temps : ils avoient examiné attentivement les ſymptômes qu'éprouvent les hommes & les animaux ſuffoqués, ainſi que ceux qu'on obſerve ſur les perſonnes qui étant reſtées quelque temps plongées dans une vapeur méphitique, ont enſuite été rappelées à la vie.

La diſſection des cadavres des ſuffoqués leur avoit fait connoître quels étoient les viſcères les plus affectés, & quel genre de léſion ces viſcères avoient éprouvé : enfin des expériences multipliées avoient aſſuré les bons effets des moyens curatifs qu'une juſte analogie avoit d'abord fait employer.

Symptômes de la ſuffocation, obſervés par différens Médecins.

Les ſymptômes de la ſuffocation ont été ſur-tout très-bien décrits par Mrs Lorry *(g)*, Harmant *(h)*, & Boucher *(i)*. Ces Auteurs

(g) Voyez la Thèſe de M. Lorry, ſoutenue dans les Écoles de la Faculté de Médecine de Paris, *an carbonum vapor in clauſis cameris ſedulò vitandus.* 1747.

(h) Mémoire ſur les funeſtes effets du charbon allumé, avec le détail des cures & des obſervations faites à Nanci, ſur le même ſujet. *Nanci*, 1775.

(i) Journal de Médecine, 1760.

diſent que les hommes qui ont eu le malheur d'être atteints par la vapeur du charbon, éprouvent un mal-aiſe & des anxiétés conſidérables; la poitrine ſe ſerre, la reſpiration devient difficile, courte & fréquente, les nauſées ſe font ſentir & ſont ſouvent ſuivies de vomiſſemens; la tête devient peſante, tous les ſens s'obſcurciſſent, les mouvemens ſont irréguliers, les membres tremblent & ſont ſouvent même agités de légères convulſions; bientôt la perſonne ſuffoquée tombe ſans connoiſſance & ſans pouls, la face gonflée & livide, les yeux ouverts & ſaillans, les mâchoires ſerrées, le ventre tendu, & de cet état d'aſphyxie, elle paſſe plus ou moins promptement à la mort.

Connor *(k)* & le docteur Mead *(l)* nous apprennent que lorſqu'on plonge un animal dans l'atmoſphère méphitique de la grotte du Chien près de Naples, il s'agite & paroît étourdi; le mouvement du cœur & des artères s'accélère, la reſpiration devient laborieuſe, le tremblement & les convulſions s'emparent de

---

(k) De antris lethiferis diſſertatio Medico-Phyſica, Oxonii, anno 1695.

(l) James, Dictionnaire univerſel de Médecine, au mot *mephitis*, extrait du Docteur Mead.

lui; il tombe enfin & meurt bientôt, ſi on ne s'empreſſe de le ſecourir.

M. Bergman, célèbre chimiſte Suédois, qui a obſervé avec la plus ſcrupuleuſe attention les ſymptômes qu'éprouvent les animaux plongés dans la vapeur d'une cuve en fermentation, & dans d'autres ſemblables mofettes, dit qu'ils commencent à s'agiter, & cherchent à s'échapper; que bientôt leur reſpiration devient fréquente & laborieuſe, que la papile de leurs yeux ſemble ſe dilater; qu'enfin ils tremblent, tombent & expirent.

Ces obſervations réunies, établiſſent de la manière la plus inconteſtable, que les hommes & les animaux ſuffoqués ont la reſpiration & la circulation fort gênées, & qu'en outre dans pluſieurs circonſtances le genre nerveux eſt ſenſiblement affecté.

M. Lorry *(m)* a obſervé que les hommes qui, après avoir été quelque temps dans la vapeur du charbon, pouvoient être rappelés à la vie, reſſentoient les mêmes incommodités que ceux qui ont été attaqués d'apoplexie; ils rendent beaucoup de matières glaireuſes par la bouche, ils ſont tourmentés de hoquets, de palpitations,

(m) Loco citato.

de nauſées, de vomiſſemens, de tremblemens, de friſſons, de douleurs de tête, de délire & d'aſſoupiſſemens; enfin, ils reſtent ſouvent ſujets aux douleurs de tête & à l'aſthme, à cauſe de la gêne extrême qu'a éprouvée la poitrine.

Obſervations ſur les cadavres de Perſonnes mortes ſuffoquées.

Les recherches des Anatomiſtes n'ont fait que confirmer les idées des Médecins ſur la cauſe de la mort qui ſuit la ſuffocation.

L'ouverture des cadavres des perſonnes mortes ſuffoquées, leur a toujours fait voir les poumons plus petits que dans l'état naturel, & toujours remplis de beaucoup de ſang, les cavités gauches du cœur abſolument vides, les cavités droites au contraire, extrêmement gorgées, de même que les veines jugulaires & les vaiſſeaux tant du cerveau que de ſes membranes, ainſi que cela a lieu à la ſuite des apoplexies; en ſorte que tous les Auteurs s'accordent à penſer que le défaut de reſpiration détermine l'arrêt du ſang dans les poumons, & que de-là naît l'apoplexie: c'eſt au moins l'avis de Mrs Hermant & Portal, & celui de beaucoup d'autres Anatomiſtes.

M. Bergman a obſervé les mêmes altérations dans les cadavres des animaux morts dans la vapeur d'une cuve en fermentation; mais il a remarqué en outre que les muſcles & même le cœur de ces animaux, avoient perdu toute leur irritabilité.

Le Docteur Carminati *(n)* a fait la même remarque ſur un grand nombre d'animaux ſuffoqués par la vapeur du ſoufre, par celle de la poudre à canon, de l'eſprit de nitre fumant, de l'arſenic, du charbon, par le gas de la fermentation, & par l'air qui a été épuiſé à force d'être reſpiré: auſſi regarde-t-il la perte de l'irritabilité comme le premier effet des exhalaiſons méphitiques, & les ſymptômes apoplectiques comme des effets ſecondaires.

Quoique l'opinion du Docteur Carminati, paroiſſe un peu différente de celle des autres Anatomiſtes, elle n'influe en rien ſur les indications à remplir dans le traitement des perſonnes ſuffoquées, ni ſur les moyens d'y ſatisfaire. En effet, que l'apoplexie & l'engorgement des poumons précèdent, ou ſuivent l'extinction des forces vitales, il n'en eſt pas moins certain qu'on ne peut guérir l'apoplexie & l'engorgement des poumons qu'après avoir ranimé les forces. Il

---

(n) Baſſiani Carminati Laudenſis, de animalium ex mephitibus & noxiis halitibus interitu ejuſque propioribus cauſis, lib. XIII, Laude Pompeia, anno 1777.

ſeroit parfaitement inutile d'ouvrir un vaiſſeau qui ne pourroit chaſſer le ſang qu'il contient, & une ſaignée faite ſur un malade dans cet état, ne réuſſiroit pas mieux que ſi on la faiſoit ſur un mort.

Moyens propoſés par les Médecins, pour rappeler à la vie les Perſonnes ſuffoquées, & dont les bons effets ont été conſtatés par l'expérience.

On peut réduire à deux claſſes les moyens qui ont été propoſés par les Médecins, pour rappeler à la vie les perſonnes ſuffoquées: les uns ſervent à ranimer les forces vitales anéanties, les autres ſont deſtinés à détruire les ſymptômes apoplectiques & l'engorgement des poumons, enfin, à calmer le genre nerveux plus ou moins affecté: ceux-ci ſont véritablement curatifs, les autres n'agiſſent qu'en qualité de ſtimulans; telles ſont l'expoſition à l'air froid, l'aſperſion d'eau froide, ou l'immerſion dans ce fluide, les frictions douces, la chaleur modérée & sèche, le bain de cendres chaudes, les odeurs piquantes, & tout ce qui peut réveiller les ſens engourdis; comme l'eau-de-vie & l'eſprit-de-vin ſimple ou camphré, les eaux ſpiritueuſes de méliſſe, de Cologne, de la Reine de Hongrie; les vinaigres ſimples & aromatiques, le vinaigre radical, l'eſprit volatil de ſel ammoniac, le ſel d'Angleterre, celui de corne de cerf, ou tout autre ſemblable: après l'uſage des ſtimulans, on a recours à la ſaignée & aux remèdes uſités dans l'apoplexie.

On trouve dans différens Auteurs de Médecine, des expériences qui prouvent les bons effets de ces ſecours bien adminiſtrés.

M. Harmant expoſe dans ſon Mémoire le traitement ſuivant: il faut, dit-il, faire aſſeoir la perſonne ſuffoquée, & lui jeter au viſage beaucoup d'eau très-froide; lui introduire de la poudre capitale, ou du tabac d'Eſpagne dans les narines, & du ſel dans la bouche juſqu'à ce qu'elle revienne; après quoi on la couche dans un lit bien chaud, & on lui fait faire de légères frictions avec des flanelles chaudes chargées de vapeurs aromatiques; dès que la circulation eſt rétablie, on ſaigne le malade du bras, ayant ſoin de lui tenir les pieds dans de l'eau bien chaude; enfin, on lui donne quelques boiſſons cordiales & tempérantes, comme l'infuſion de feuilles de méliſſe ou de menthe, avec les gouttes d'Hoffman, l'eau de veau, ou de poulet nitrée, la limonade chaude, ou le ſirop de vinaigre étendu d'eau: on applique ſur la région du cœur, les cataplaſmes de plantes aromatiques, macérées dans le vinaigre rosat, ou dans le vinaigre des quatre-voleurs, on administre des lavemens laxatifs, & on purge souvent jusqu'au parfait rétablissement.

C'est en suivant ces procédés que M. Harmant a guéri plusieurs personnes,

1.° Deux filles qui avoient été suffoquées pendant la nuit, & qui n'avoient pu être secourues que vers une heure après midi : elles restèrent cinq heures avant de reprendre connoissance; on leur avoit inutilement mis sous le nez l'esprit volatil de sel ammoniac, ou l'alkali fluor :

2.° Un Imprimeur qui fut guéri par l'aspersion d'eau froide, par une mixture vulnéraire des boissons acides, des lavemens & des purgations :

3.° Un Cuisinier tiré de la suffocation au bout de six heures :

4.° Une fille suffoquée en faisant sécher des bas auprès d'un brasier de charbons :

5.° La femme & l'enfant d'un Pâtissier de Nanci, suffoqués pendant la nuit & restés sans secours jusqu'à six heures du soir :

6.° Un Laquais de Madame l'Intendante de Lorraine.

M. Portal *(o)* recommande l'aspersion d'eau

(o) Rapport fait, par ordre de l'Académie des Sciences, sur les effets des vapeurs méphitiques dans le corps de l'homme.

froide ; mais il veut qu'elle ſe faſſe ſur tout le corps de la perſonne ſuffoquée : il exige en outre l'inſufflation par les narines, par la bouche, ou même par la trachée artère, après y avoir pratiqué l'opération de la broncotomie. Il propoſe même les ſcarifications aux pieds & aux mains, & lorſque les forces vitales commencent à renaître, il achève la cure par la ſaignée faite à la jugulaire, & par les boiſſons & lavemens d'eau mêlée avec le vinaigre. Après avoir indiqué ſon procédé curatif, M. Portal rapporte quatre exemples de guériſons qu'il a opérées par l'aſperſion d'eau froide & par les acides.

M. Vicq d'Azyr, dans ſon Ouvrage ſur l'*Épizootie*, dit avoir fait revenir un Domeſtique ſuffoqué par la vapeur du charbon, en l'expoſant nu ſur le pavé d'une cour couverte de neige, pendant les plus grands foids de l'hiver.

Le recueil intéreſſant publié par M. Pia *(p)*, contient pluſieurs exemples de perſonnes ſuffoquées & guéries par différens moyens ; on y trouve ſur-tout une obſervation importante

---

& principalement ſur la vapeur du charbon, &c. par M. Portal. *Paris*, 1775.

(p) Détail des ſuccès de l'Établiſſement que la Ville de Paris a fait en faveur des perſonnes noyées, &c. par M. Pia. *Paris*, 1774, 1775 & 1776.

communiquée par M. Andry : ce Médecin rapporte que de deux vidangeurs qui avoient été ſuffoqués par la vapeur des latrines, l'un avoit été retiré mort, & que l'autre étoit revenu après lui avoir jeté ſur le corps plus de quinze ſeaux d'eau froide, l'avoir fait frotter, & lui avoir fait prendre un verre d'eau-de-vie.

Les faits que je viens de rapporter, & que j'aurois pu multiplier ſans peine, ſuffiſent pour faire voir que les Médecins avoient des notions exactes de la manière dont les différens fluides méphitiques agiſſent ſur les hommes & ſur les animaux ; qu'ils avoient bien ſaiſi la double indication de réveiller les forces vitales par le moyen des ſtimulans, & de détruire l'engorgement des poumons & du cerveau par les ſaignées & l'uſage des remèdes tempérans & légèrement cordiaux, particulièrement par les acides végétaux, & ſur-tout par le vinaigre qui réunit la double propriété d'être cordial & de tempérer les convulſions de l'eſtomac auxquelles ſont très-ſujettes les perſonnes qui ont été ſuffoquées.

SECONDE PARTIE.

Application des découvertes Chimiques ſur les Gas à la curation des Aſphyxies.

LES Chimiſtes n'ont commencé à connoître

la nature des fluides aériformes méphitiques, que depuis que le Docteur Black a publié son travail sur les pierres calcaires & la magnésie : il est le premier qui ait démontré, dans ces substances, l'existence d'un fluide qui pouvoit en être séparé sous la forme d'air : il a également prouvé que ce fluide, en saturant la chaux vive & les autres matières auxquelles il pouvoit s'unir, diminuoit leur causticité & leur dissolubilité dans l'eau.

Les expériences multipliées de Mrs Macbride, Priestley, Jacquin, Cavendich, Lanne, Rouelle, Lavoisier, le Duc de Chaulnes & autres, en confirmant celle du Docteur Black, ont contribué non-seulement à établir l'identité du gas dégagé des matières calcaires avec celui qui s'élève des liqueurs en fermentation ou des charbons allumés, & avec plusieurs mofettes naturelles; mais encore elles ont fait connoître que ces gas changeoient en rouge la teinture bleue de tournesol ; qu'ils se dissolvoient dans l'eau à laquelle ils communiquoient une saveur piquante, acidule, & la propriété de dissoudre la craie, le fer & plusieurs autres substances ; qu'enfin ils se combinoient à la chaux vive & aux alkalis caustiques jusqu'au point de saturation.

Ces faits réunis prouvoient que le gas de la craie & tous ceux qui lui ressemblent, désignés ſous le nom d'*air fixé* par M. Black & par les Chimiſtes qui l'ont ſuivi, étoient un véritable acide qui ſe montre avec toutes les apparences extérieures de l'air, tant qu'il n'eſt pas combiné à l'eau, ou à quelqu'autre corps.

Auſſi M. Bergman, en raſſemblant dans une excellente Diſſertation toutes les propriétés connues de l'air fixé éclairées encore par un grand nombre de nouvelles expériences, n'a-t-il pas fait difficulté de l'appeler *acide aërien:* & quoique cette dénomination n'ait pas été généralement adoptée par les Chimiſtes, ils n'en conviennent pas moins tous que c'eſt un acide.

Perſuadé de cette vérité, M. Banaud *(q)* avoit propoſé de faire prendre des alkalis aux perſonnes ſuffoquées par la vapeur du charbon: il penſoit que ce remède devoit être le meilleur de tous, puiſqu'en ſaturant l'acide méphitique, il en devenoit l'antidote aſſuré.

On trouve la même opinion dans un avis patriotique *(r)*, concernant les perſonnes ſuffoquées

(q) Obſervation ſur la vapeur du charbon, à l'occaſion d'un fait arrivé le 29 novembre 1775, à quatre heures du ſoir, inſéré dans le détail des ſuccès de l'Établiſſement que la Ville de Paris a fait en faveur des perſonnes noyées, *1776.*

(r) Cet avis eſt imprimé dans le Volume ſuivant, du même détail publié par M. Pia, *1777.*

par

par la vapeur du charbon ; mais c'eſt l'alkali volatil qu'on déſigne particulièrement dans cet avis.

Cette façon de penſer a été également adoptée par M. Sage, & on ne peut s'empêcher de convenir qu'elle eſt parfaitement conforme à la manière de voir des meilleurs Chimiſtes, & bien d'accord avec les phénomènes connus des affinités de combinaiſon.

M. Sage regardant avec raiſon *(ſ)*, l'alkali volatil comme la ſubſtance ſaline la plus propre à ſe diſſiper en vapeurs pour aller ſe joindre & ſe combiner au gas acide, a donné toute ſon attention à ce moyen : les tentatives qu'on avoit faites de ce remède & qui n'avoient point réuſſi, ne l'ont pas découragé, parce qu'il a très-bien vu que dans beaucoup de cas, on avoit employé des alkalis volatils qui n'étoient pas purs, mais chargés de matières huileuſes, comme l'eau de Luce, ou même des alkalis déjà ſaturés de l'acide de la craie, comme ſont l'eſprit & le ſel volatil de corne de cerf, le ſel d'Angleterre ou tout autre ſemblable, & qui par cette raiſon étoient peu propres à ſe charger d'une nouvelle quantité

(ſ) Expériences propres à faire connoître que *l'alkali volatil fluor*, eſt le remède le plus efficace dans les aſphyxies, *ſeconde Édition*, Paris, 1777.

D

du même acide. Il a en conséquence, préféré à toutes les substances désignées sous le nom commun d'*alkalis volatils*, l'esprit tiré du sel ammoniac par la chaux, suivant le procédé de Lémery *(t)*; il est certain que cet alkali qui, d'après la remarque du Docteur Black, est entièrement dépouillé de l'acide de la craie, est très-propre à l'absorber, vérité qui a été également démontrée par les belles expériences de M. le Duc de Chaulnes & de plusieurs Chimistes.

Cet alkali avoit déjà été employé par M. Harmant & par d'autres Médecins, & il n'avoit pas toujours produit de bons effets; mais il étoit possible qu'on l'eût mal administré, ou qu'on n'en eût fait usage qu'après avoir tenté d'autres remèdes qui avoient fort bien pu empêcher son action, M. Sage a donc cru devoir répéter de nouvelles expériences.

(t) Cours de Chimie de Lémery, avec les notes de M. Baron. *Paris*, *1756*, *page 502*.

M. Lémery a nommé cet alkali *esprit volatil de sel ammoniac*, dénomination qui a été adoptée par la plupart des Médecins & des Chimistes; quelques autres l'ont appelé *alkali fluor*, parce qu'il est toujours en liqueur.

M. Priestley, *tome III*, *page 6* de la traduction françoise, s'est servi de ce nom; M. Black & plusieurs Chimistes modernes l'ont désigné sous celui d'*alkali volatil caustique*, à cause de son odeur piquante, de sa saveur brûlante, & de la grande tendance qu'il a pour se combiner à différentes substances.

La première fut faite à l'Académie, en présence de l'Empereur le 10 mai 1777. M. Lavoisier avoit plongé un oiseau dans le gas acide de la craie, & ne l'avoit retiré que lorsqu'il étoit tombé sur le côté & dans l'état d'asphyxie, quelques gouttes d'alkali volatil mises dans le bec de cet oiseau, le rappelèrent bientôt à la vie.

Encouragé par ce succès & par quelques autres qu'il avoit eus sur des hommes suffoqués par le gas de la fermentation & par la vapeur des charbons, M. Sage a cherché à déterminer d'une façon plus particulière quelle pouvoit être la manière d'agir de ce gas acide : en conséquence, il a plongé des quadrupèdes, des oiseaux, des insectes & des amphibies, dans la vapeur d'une cuve de bière en fermentation.

Les quadrupèdes au nombre de deux, tombèrent sur le côté presque en y entrant, & moururent au bout de trois ou quatre minutes *(u)*; ils furent ouverts, & leurs poumons goûtés parurent un peu acides.

Deux poulets moururent au bout de deux minutes *(x)*, & leurs poumons parurent avoir

(u) Expériences propres à faire connoître que l'alkali volatil fluor, est le remède le plus efficace dans les asphyxies, *seconde Edition, page 16.*

(x) Idem, page 17.

une ſaveur plus piquante & plus acide que celle des poumons d'un poulet qu'on avoit ouvert tout vivant.

Trois grenouilles vécurent plus long-temps dans ce même gas *(y)*, que les quadrupèdes & que les oiſeaux ; obſervation qui n'a échappé, ni à M. Prieſtley ni à M. Bergman.

Ces grenouilles ouvertes après leur mort, laiſſèrent voir leurs poumons diſtendus & très-dilatés : ils furent goûtés, & leur ſaveur parut plus piquante que celle des poumons d'autres grenouilles qui avoient été ouvertes toutes vivantes.

Quatre inſectes, deux ſcarabés naſicornes & deux courtilières, vécurent aſſez long-temps dans le gas, mais les ſcarabés plus que les courtilières *(z)*; un des ſcarabés & une des courtilières ont été rappelés à la vie par l'alkali volatil ; les deux autres inſectes auxquels on n'a point appliqué ce remède ſont morts.

D'après l'état de diſtenſion où ſe trouvèrent les poumons des grenouilles ſuffoquées, M. Sage

---

(y) Expériences propres à faire connoître que l'akali volatil fluor, eſt le remède le plus efficace dans les aſphyxies, *ſeconde Edition, page 13.*

(z) Idem, *page 15.*

ne pouvoit pas manquer de croire qu'elles avoient respiré le gas acide.

La saveur piquante acidule qu'il a trouvée aux poumons des animaux suffoqués, étoit également propre à lui faire croire que le gas pouvoit nuire par son acidité; quelques observations de plus achevèrent de le convaincre.

Deux oiseaux plongés dans le gas de la fermentation, n'en furent retirés qu'après être tombés sur le côté: le bec de l'un fut posé dans le vinaigre, & il est mort; le bec de l'autre fut posé dans l'alkali volatil, il est revenu dans deux secondes.

L'expérience répétée dix fois a toujours eu le même succès, & même lorsque les oiseaux avoient été d'abord présentés au vinaigre, l'alkali volatil ne pouvoit plus produire d'effets sur eux.

Trois oiseaux restés dans le gas de la fermentation jusqu'à ce qu'ils fussent tombés sur le côté, que la respiration fût difficile & qu'ils ouvrissent de larges becs, ont été traités par différens moyens; l'un fut appliqué au vinaigre radical, il périt; un autre laissé à l'air libre survécut quelques heures, mais dans un état de mal-aise considérable, à la suite duquel il mourut: le troisième ayant respiré de l'alkali volatil revint parfaitement.

Des tentatives ſi heureuſes pouvoient bien faire regarder l'alkali volatil comme l'antidote du gas acide de la fermentation, & conſéquemment de la vapeur des charbons allumés qui contient un gas de cette nature, M. Sage a même cru pouvoir le propoſer aux perſonnes qui ſe trouvent mal dans l'air infecté & renfermé des ſalles de ſpectacle; & enfin, aux Vidangeurs qui ſont ſuffoqués par la vapeur des latrines.

Je n'examinerai pas comment l'alkali volatil peut être employé contre la brûlure, contre le poiſon de la rage & contre la piqûre des inſectes, non plus que la facilité avec laquelle il peut rappeler à la vie les perſonnes noyées; chacune de ces matières me paroît trop importante pour ne pas mériter des recherches particulières & des Mémoires détaillés.

Je n'ai pas cru non plus devoir m'étendre ſur différentes aſſertions chimiques, ni ſur les preuves qui tendent à les établir, parce qu'elles ſont abſolument étrangères à l'art de guérir, & aux propriétés médicales de l'alkali volatil.

Quelque multipliées que ſoient les expériences de M. Sage, & quelque bien fondées que fuſſent ſes raiſons, je n'ai pas pu me diſſimuler qu'elles étoient abſolument contraires à toutes les obſervations faites avant lui; & comme il n'a certainement eu en vue que le bien de l'humanité, il me permettra quelques réflexions qui ont bien pu échapper au ſavant Chimiſte, mais qui ne pouvoient manquer de frapper un Médecin qui, quoique amateur zélé de la Chimie, & convaincu des avantages qu'elle peut procurer à l'art de guérir, a été trop ſouvent témoin des erreurs que cette Science a portées dans la Médecine, pour n'être pas toujours en garde contre elle, d'autant plus même que ſes raiſonnemens ſont plus ſéduiſans, & ſes expériences en apparence plus concluantes.

Réflexions ſur le ſentiment des Chimiſtes relativement à l'emploi des alkalis, comme antidote du gas acide.

M. Banau n'a fait que propoſer les alkalis comme remède contre les aſphyxies occaſionnées par la vapeur du charbon, mais il ne les a pas employés.

L'Auteur de l'*Avis patriotique*, inſéré dans le détail ſur les noyés, n'a pas conſeillé l'alkali volatil excluſivement, & les idées qu'on avoit eues juſqu'alors, ne formoient qu'une ſimple opinion : cette opinion a pris, dans les mains de M. Sage, le caractère d'une vérité phiſique, fondée ſur des faits, & appuyée d'expériences qu'on ne peut révoquer en doute, elle eſt devenue en un mot, ce qu'elle devoit être pour mériter la confiance & fixer l'attention des perſonnes inſtruites ; ce n'eſt donc que le ſentiment de ce Chimiſte qui mérite d'être diſcuté,

1.° M. Sage qui a diſſéqué des grenouilles ſuffoquées par le gas de la fermentation, a trouvé leurs poumons gonflés & diſtendus.

Tous les Anatomiſtes diſent le contraire, & en particulier M. James rapporte, d'après le Docteur Mead, que les poumons des grenouilles ſuffoquées dans la grotte du Chien près de Naples, ſont vides & affaiſſés : il donne même cet exemple des grenouilles comme le plus ſenſible, *parce que,* dit-il, *aucun animal n'a dans l'état naturel, les véſicules pulmonaires plus grandes & plus apparentes :*

2.° M. Sage ayant trouvé une ſaveur acide aux poumons des animaux morts dans le gas de la fermentation, penſe que les animaux reſpirent ce gas.

Tous les Phyſiciens & les Médecins qui ont obſervé les ſymptômes de la ſuffocation, & qui ont ouvert les cadavres des ſuffoqués, ont cru généralement que les hommes & les animaux ne reſpiroient pas les fluides méphitiques, mais qu'ils périſſoient faute de reſpiration, & de la même manière que s'ils eussent été dans le vide. Il étoit en effet difficile d'avoir une autre idée, soit qu'on fît attention aux efforts violens que font les hommes & les animaux suffoqués pour inspirer, soit qu'on considérât l'état de leurs poumons après la mort ; ces viscères en effet, ont toujours paru plus petits & gorgés de sang.

Cet engorgement ne peut cependant avoir lieu tant que les vésicules pulmonaires sont dilatées par un fluide qui les pénètre, ou si on admet que le gas acide par son âcreté, détermine le sang à se porter dans les poumons en plus grande abondance que dans l'état naturel; ces viscères alors doivent être infiniment plus volumineux que ne le sont ceux des hommes & des animaux morts de toute autre manière; observation que personne n'a jamais faite :

3.° M. Sage en admettant l'entrée du gas acide dans les poumons, pense que l'alkali volatil peut aussi pénétrer dans cet organe & saturer l'acide qu'il y rencontre : il rapporte à ce sujet, une expérience très-frappante & bien connue de tous les Chimistes qui ont pris quelques notions du travail de M. Priestley, ou qui ont suivi ses recherches sur les gas : on prend deux vases pleins du gas acide de la craie, on verse dans l'un de ces vases, un peu d'alkali volatil,

& dans l'autre un peu de vinaigre ; après les avoir bouchés tous deux avec une veſſie mouillée, on les agite circulairement, il ſe produit une fumée blanche dans le vaſe qui contient l'alkali volatil, la veſſie ſe déprime à cauſe du vide qui ſe fait dans l'intérieur, à meſure que l'alkali abſorbe l'acide & s'en ſature, enfin, en débouchant ce vaſe, l'air atmoſphérique le remplit, & ſi l'on y plonge une lumière, elle brûle juſqu'au fond. Le vaſe qui contient du vinaigre n'offre rien de ſemblable ; il ne s'y produit point de vide, & lorſqu'après l'avoir débouché on y plonge une lumière, elle s'éteint en y entrant.

Cette expérience ne me paroît prouver rien autre choſe, ſinon qu'un acide ne peut pas ſe combiner à un autre acide, tandis qu'un alkali volatil s'y combine très-bien, ce qu'on ſavoit depuis long-temps ; mais je ne penſe pas que, parce que cette combinaiſon ſe fait facilement dans un vaiſſeau de verre, on puiſſe & on doive conclure qu'elle ſe fera de même dans les poumons d'un homme ou d'un animal ſuffoqué.

Les obſervations faites ſur la ſenſibilité & l'irritabilité des viſcères, ne permettent pas de croire que des acides & des alkalis puiſſent pénétrer dans l'intérieur des poumons ; & j'avouerai pour moi, que je ne puis concevoir comment un organe qui ne peut ſouffrir une ſeule goutte d'eau, de ſalive, de ſang, ou de toute autre humeur auſſi douce, ſans être tourmenté de convulſions continuelles juſqu'à ce qu'il en ſoit entièrement débarraſſé, puiſſe ſans être détruit, contenir un ſel neutre auſſi cauſtique que celui qui ſe forme par l'union de l'eſprit alkali volatil, avec le gas acide de la fermentation ou des charbons; car ce ſel n'eſt, comme le ſavent tous les Chimiſtes, que de l'alkali volatil concret:

4.° M. Sage penſe que le vinaigre étant un acide il ne peut qu'être fort contraire aux perſonnes ſuffoquées, & même à celles qui ſe trouvent mal dans des lieux trop échauffés, & particulièrement dans les ſalles de ſpectacles, dans leſquelles beaucoup de monde ſe trouve raſſemblé, & dont l'air eſt vicié par le grand nombre des lumières qui y brûlent.

Pluſieurs perſonnes cependant préfèrent le vinaigre à toute autre choſe lorſqu'elles s'évanouiſſent, & les Ouvrages des Médecins, ſont remplis d'obſervations qui conſtatent que beaucoup de ſuffoqués ont été traités & parfaitement guéris par le vinaigre. M. Sage n'a appliqué le vinaigre radical qu'à un oiſeau, & une ſeule expérience ne peut ſervir à en réfuter beaucoup d'autres; l'oiſeau d'ailleurs pouvoit être ou foible, ou trop avancé vers l'asphyxie, & l'objet étoit assez important pour qu'on multipliât les épreuves. Il est vrai qu'il y a eu dix expériences faites avec le vinaigre commun; mais elles ne prouvent pas davantage contre l'opinion des Médecins, parce que considérant le vinaigre comme stimulant, ils savent très-bien que cet acide simple n'a que peu d'action, & qu'il ne convient que dans le plus léger degré de mal-aise:

5.° M. Sage attribue les bons effets de l'alkali volatil à la propriété qu'a ce sel de se combiner au gas acide & de se saturer: cette étiologie est très-facile à saisir; mais ce qui ne paroît pas aisé à comprendre, c'est comment le même alkali volatil peut guérir l'asphyxie occasionnée par la vapeur des latrines qui est fort souvent inflammable, & qu'on n'a jamais démontré être de nature acide.

Ces réflexions & beaucoup d'autres que je passerai sous silence, parce qu'elles vont moins directement à l'objet que je me suis proposé d'éclaircir, m'ont fait penser que malgré les connoissances que les Chimistes avoient acquises sur la nature des gas ou fluides aériformes méphitiques, ils étoient loin d'avoir rencontré le véritable contre-poison de toutes les mofettes,

& le moyen unique & sûr de guérir toutes les personnes tombées en asphyxie.

TROISIÈME PARTIE.

Expériences faites sur des Animaux plongés dans différens gas ou fluides aériformes méphitiques.

LES différentes méthodes qu'on a proposées pour rappeler à la vie les personnes suffoquées, paroissant absolument opposées entr'elles, quoique toutes fussent fondées sur l'expérience, rien ne me paroissoit plus propre à éclaircir cette matière que de multiplier les recherches dans le même genre : j'en ai donc fait un grand nombre, & en présence des personnes les plus instruites, afin qu'elles voulussent bien m'aider de leurs lumières & observer avec moi *(a)*.

(a) M. l'Abbé Tessier, Docteur - régent de la Faculté de Médecine de Paris, & Membre de la Société royale. M. le Long, Maître des Comptes, & amateur éclairé de toutes les Sciences relatives à la Médecine, & M. de Fourcroy, déjà très - avantageusement connu de la Société royale de Médecine & de l'Académie royale des Sciences, ont bien voulu m'aider dans mes expériences. Mrs Lorry, Geoffroy, Mauduit, de Jussieu, Vicq d'Azyr, Jeanroy, des Bois de Rochefort, Deslon & Macquart, Docteurs - régens de la Faculté de Paris, & la plupart Membres de la Société royale

J'ai suffoqué environ deux cents animaux, quadrupèdes, oiseaux ou grenouilles, pour examiner, 1.° les symptômes que les animaux éprouvent depuis le moment où ils sont plongés dans le fluide méphitique jusqu'à l'instant de leur mort :

2.° Pour considérer dans leurs cadavres, l'état des différens viscères, & particulièrement de ceux qui servent à la circulation & à la respiration :

3.° Pour connoître jusqu'à quel degré de mal-aise, un animal peut arriver en laissant subsister encore l'espoir de le rappeler à la vie :

4.° Enfin, pour déterminer les moyens les plus prompts & les plus efficaces de rétablir le sentiment & le mouvement.

Les différens fluides dans lesquels j'ai plongé des animaux sont, 1.° le gas acide de la craie, ou l'air fixé de M.rs Black & Priestley :

2.° L'air infecté par la vapeur du charbon, qui n'est elle-même en grande partie, qu'un gas acide semblable à celui de la craie :

3.° Le gas inflammable qu'on sait être le feu brisou des Mineurs, & qui paroît être à peu-près

---

M.rs Lavoisier & de la Place, de l'Académie royale des Sciences, M. le Duc de la Rochefoucauld, & plus de quatre-vingts personnes en ont été témoins.

de même nature que certaines vapeurs qui s'élèvent des latrines, des fossés, des mares & du fond des puits, lesquelles sont également inflammables.

Expériences faites avec le Gas acide de la Craie.

Comme le gas acide de la craie est plus pesant que l'air commun, & qu'on peut le verser d'un vaisseau dans un autre, ainsi que l'a démontré M. le Duc de Chaulnes; il suffit d'avoir des bouteilles pleines de ce gas acide, & d'en verser dans des bocaux, à mesure qu'on en a besoin, afin de plonger dans ces bocaux, les animaux qu'on veut mettre en expérience.

Dès que les quadrupèdes sont plongés dans le gas acide, ils s'agitent & cherchent à s'échapper; ils ont la tête élevée, les yeux fixes, la bouche & les narines ouvertes, les mouvemens d'inspiration forts & fréquens; au bout d'une minute environ, les uns plus tôt, les autres plus tard, suivant leurs forces, ils trébuchent & semblent agités de petites convulsions, plus sensibles dans la poitrine & dans le cou que par-tout ailleurs; ils tombent enfin, & font de grands efforts pour inspirer; ces efforts se manifestent par des convulsions qui se font apercevoir dans le ventre, à la hauteur du diaphragme: après que les quadrupèdes font tombés fur le côté, ils ont encore de petits mouvemens convulfifs dans les membres pendant quelques fecondes; lorfque ces mouvemens ceffent de paroître, on ne voit plus que les contractions du diaphragme qui tombent ordinairement elles-mêmes au bout de cinq minutes, & fouvent en moins de temps.

Les oifeaux qu'on a plongés dans le gas acide, s'agitent & cherchent à s'échapper, ils portent la tête en avant, étendant les ailes, ouvrant de larges becs, & font les plus grands efforts pour infpirer; au bout de douze à quinze fecondes, ils trébuchent & tombent fur le côté: ils éprouvent encore de petites convulfions dans le cou & dans la tête, ouvrent & ferment alternativement le bec pendant trois ou quatre fecondes, enfuite ils le tiennent ouvert pendant deux ou trois, & enfin ils meurent.

Les grenouilles s'agitent beaucoup lorfqu'on les plonge dans le gas acide; mais au bout de quatre ou cinq minutes leurs mouvemens fe ralentiffent; elles ne font plus qu'élever la tête, & refpirent difficilement; enfin, elles femblent engourdies & reftent fouvent dans cet état pendant une demi-heure ou trois quarts d'heure

avant

avant de mourir, M.rs Prieſtley, Bergman & Sage, ont également obſervé que les grenouilles vivoient plus long-temps dans le gas acide que les quadrupèdes & les oiſeaux.

Si on laiſſe les animaux dans le gas acide juſqu'à ce qu'ils ne faſſent plus aucuns mouvemens, on les retire morts, & il n'exiſte pas de moyens de les rappeler à la vie; j'en ai ſoumis vingt-neuf à cette rude épreuve; ſavoir, deux cochons d'Inde, deux lapins, quinze moineaux & dix grenouilles: l'alkali volatil, ni aucun autre ſtimulant n'a pu leur faire donner le moindre ſigne de vie.

Ayant ouvert les quatre quadrupèdes, j'ai trouvé dans trois de ces animaux, les poumons plus petits de moitié qu'ils ne ſont dans l'état naturel; en les coupant, il en eſt ſorti une grande quantité de ſang noirâtre dont l'artère pulmonaire étoit gorgée: ces poumons n'avoient pas de ſaveur acide; le cœur étoit très-volumineux & ſans irritabilité apparente; les cavités droites de ce viſcère étoient pleines de ſang; & l'engorgement gagnant les veines jugulaires alloit s'étendre juſqu'aux membranes du cerveau, mais il ne paſſoit pas plus loin. L'eſtomac & les inteſtins n'avoient rien de remarquable.

Le quatrième animal avoit les poumons plus

volumineux que les trois autres ; mais ils l'étoient moins cependant que dans l'état naturel ; ces poumons étoient encore gorgés de ſang & couverts de taches noires : le cœur, quoique fort gros, étoit encore très-irritable ; il a même conſervé cette irritabilité pendant plus d'une heure.

Ayant ouvert les oiſeaux ſuffoqués, j'ai trouvé leurs poumons affaiſſés & gorgés de ſang ; le cœur très-gros, très-dur, & preſque point irritable.

J'ai également ouvert des grenouilles ſuffoquées, leurs poumons m'ont paru deux tiers plus petits que ceux de pluſieurs grenouilles que j'avois ouvert vivantes ; ils étoient d'un rouge livide & très-gorgés de ſang, ſur-tout vers leur extrémité inférieure : le cœur étoit extrêmement volumineux, d'un rouge très-livide, & il n'étoit point du tout irritable ; ces caractères étoient d'autant plus frappans, que dans l'état naturel le cœur des grenouilles eſt petit, d'un rouge vif & ſi irritable qu'on y voit encore facilement tous les phénomènes de la circulation, quatre ou cinq heures après que l'animal a été ouvert.

Si on retire les quadrupèdes du gas acide une demi-minute environ après qu'ils ſont tombés ſur le côté, lorſque les mouvemens de reſpiration ſont encore aſſez fréquens & qu'ils ont même des convulſions ſenſibles dans tout le corps, ils peuvent très-aiſément être rappelés à la vie, & par toutes ſortes de moyens : j'ai réduit à cet état quatorze quadrupèdes, & je les ai tous fait revenir parfaitement ; ſavoir,

Deux lapins & deux cochons d'Inde, par l'alkali volatil.

Un lapin & un cochon d'Inde, par le vinaigre radical.

Deux lapins & deux cochons d'Inde, par l'eſprit de ſel marin fumant.

Deux lapins & deux cochons d'Inde, par l'eſprit ſulfureux volatil ; l'un de ces deux cochons d'Inde a même été mis deux fois en expérience ; il eſt revenu deux fois par le même acide.

Lorſqu'on laiſſe les quadrupèdes plongés dans le gas acide juſqu'à ce que leurs membres ſoient privés de mouvemens & qu'on n'aperçoive plus dans le diaphragme que des convulſions aſſez éloignées les unes des autres, il eſt très-difficile alors de les rappeler à la vie.

J'ai réduit à cet état de mal-aiſe, onze quadrupèdes que j'ai traités de la manière ſuivante ; deux lapins & deux cochons d'Inde, ont été appliqués à l'alkali volatil ; je leur en ai même fait avaler quelques gouttes étendues dans de l'eau ; ils ſont revenus peu-à-peu ; mais au bout de trois ou quatre minutes, ils ont eu une forte convulſion dans laquelle ils ont péri. Tous ces animaux en mourant, ont rendu du ſang par la bouche & par les narines, & même un des cochons d'Inde a rendu des excrémens par la bouche ; un lapin & un cochon d'Inde auxquels j'avois appliqué le vinaigre radical ſont parfaitement revenus & en fort peu de temps.

Un lapin & deux cochons d'Inde ont été rappelés par l'eſprit de ſel marin fumant ; mais l'un des cochons eſt mort au bout d'un quart heure : enfin, un lapin & un cochon d'Inde ont été rappelés par l'eſprit ſulfureux volatil ; mais le cochon d'Inde eſt encore mort au bout de quelques inſtans.

J'ai obſervé exactement, & toutes les perſonnes qui ont été témoins de mes expériences, ont vu avec moi, que les acides concentrés & fumans, comme l'eſprit de ſel marin & l'eſprit ſulfureux volatil agiſſoient avec beaucoup plus d'activité que l'alkali volatil, & qu'ils produiſoient beaucoup moins de convulſions.

Les oiſeaux qu'on retire du gas acide, dans le moment où ils viennent de tomber ſur le côté, peuvent être aiſément rétablis par toutes ſortes de moyens.

J'ai mis trente-quatre oiſeaux dans cet état de mal-aiſe; & ils ſont tous parfaitement revenus; ſavoir,

Quatre en les laiſſant ſimplement à l'air; au bout de deux ou trois minutes ils ſe ſoutenoient ſur leurs pattes; & quatre ou cinq minutes après, ils s'envoloient.

Huit oiſeaux ont été rétablis par l'alkali volatil, dont je leur ai frotté le bec à pluſieurs repriſes.

Cinq ſont revenus par le vinaigre radical.

Dix par l'eſprit de ſel fumant.

Cinq par l'eſprit ſulfureux volatil.

Si on laiſſe les oiſeaux dans le gas acide, quelques ſecondes encore après qu'ils ſont ſur le côté, & qu'on ne les retire que lorſque les mouvemens du bec deviennent très-lents, il eſt fort difficile de les rappeler à la la vie.

Ayant réduit treize oiſeaux à ce degré de ſuffocation, ſix furent appliqués à l'alkali volatil; je leur en frottai les côtés & la racine du bec, je leur en fis prendre quelques gouttes, mais ſans beaucoup de ſuccès: ils reſpirèrent deux ou trois minutes, au bout deſquelles ils périrent dans une forte convulſion.

Trois oiſeaux reſpirèrent le vinaigre radical; un ſeul mourut.

Trois ont été rappelés par l'eſprit de ſel marin fumant.

Un ſeul eſt revenu par l'eſprit ſulfureux volatil.

J'ai fait peu d'expériences ſur les grenouilles, parce qu'elles ne préſentent pas des phénomènes auſſi apparens que les autres animaux : cependant ayant laiſſé ſix grenouilles dans le gas acide pendant un quart d'heure, je les retirai fort engourdies & ſans mouvement apparent; mais elles en reprirent bientôt: la première, en la laiſſant à l'air libre; une ſeconde, en la plongeant dans l'eau tiède; une troiſième, par l'alkali volatil; une quatrième & une cinquième, par l'eſprit de ſel marin fumant; une ſixième enfin, par quelques gouttes d'éther vitriolique que je lui jetai dans le goſier.

Expériences faites avec l'air infecté par la vapeur du charbon.

Pour avoir de l'air infecté par la vapeur du charbon, je prends des charbons bien allumés, & répandant encore un peu de flamme; je les mets dans une poële que je couvre d'une grande cloche de verre : lorſque les charbons ſont éteints,

& que la cloche eſt ſuffiſamment refroidie, je la ſoulève pour retirer la poële de charbon, à la place de laquelle j'introduis un animal.

Les quadrupèdes, mis dans l'air infecté par la vapeur du charbon, paroiſſent aſſez tranquilles pendant les quatre ou cinq premières ſecondes; enſuite la reſpiration devient laborieuſe; ils s'agitent & s'efforcent de ſortir: l'agitation va en augmentant, & la reſpiration ſouffre de plus en plus. Après la première minute, ou vers la fin de la ſeconde, ils trébuchent & ſont mal aſſurés; ils éprouvent de petites convulſions dans les membres & d'aſſez vives dans la poitrine; la bouche & les narines reſtent ouvertes: les yeux ſont fixes, brillans & tranſparens. Ce phénomène eſt ſurtout très-ſenſible dans le chat; au bout de deux minutes & demie ou trois minutes, ces animaux tombent ſur le côté, ils n'ont que quelques convulſions dans les membres, encore elles ſont aſſez légères & prennent par intervalles: le diaphragme paroît en éprouver de plus fortes & de plus fréquentes; cet état peut ſubſiſter fort long-temps: j'ai retiré des quadrupèdes au bout de quinze ou même de trente & de trente-cinq minutes, ils étoient dans un grand mal-aiſe; mais enfin, ils n'étoient pas morts & pluſieurs ont été rappelés à la vie.

Il n'en eſt pas de même des oiſeaux; dès qu'ils ſont dans l'air infecté par la vapeur du charbon, ils s'agitent & reſpirent difficilement: au bout d'une minute, ils tombent ſur le côté, & tiennent le bec continuellement ouvert; ils font encore quelques mouvemens & quelques grandes inſpirations, enfin, au bout de deux minutes & demie ou trois minutes, ils meurent.

Les quadrupèdes qu'on retire de la vapeur du charbon, deux ou trois minutes après qu'ils ſont tombés ſur le côté, peuvent être rétablis promptement & par pluſieurs moyens.

J'ai fait revenir deux lapins & un cochon d'Inde, en les laiſſant ſimplement expoſés à l'air, il n'a pas fallu plus d'un quart d'heure pour leur parfait rétabliſſement.

Un lapin a été rétabli par le vinaigre radical.

Deux cochons d'Inde & un gros chat, ſont revenus par l'eſprit de ſel marin fumant.

Mais lorſque les animaux ſont laiſſés l'eſpace d'un quart d'heure & même plus, dans la vapeur du charbon, & qu'ils n'ont plus d'autres mouvemens que quelques fortes convulſions dans le diaphragme, il eſt très-difficile de les rappeler; au moins de ſept ſur leſquels j'ai fait l'expérience, il en eſt mort quatre, un lapin & trois cochons d'Inde. Le lapin & l'un des cochons d'Inde, avoient d'abord été rappelés par l'alkali volatil; mais au bout d'un inſtant, ils ſont morts dans une forte convulſion rendant du ſang par les narines : le cochon d'Inde a même rendu des excrémens par la bouche. Les deux autres cochons d'Inde étoient revenus par des acides, l'un par le vinaigre radical, l'autre par l'eſprit ſulfureux volatil : tous deux moururent en convulſions au bout d'un quart d'heure. Trois animaux ont été cependant parfaitement rétablis; ſavoir, deux cochons d'Inde par l'eſprit de ſel marin fumant, & un lapin par l'acide ſulfureux volatil.

Les oiſeaux qu'on retire de la vapeur du charbon, auſſitôt après qu'ils ſont tombés, reviennent facilement.

J'en ai rappelé deux par l'alkali volatil, deux par le vinaigre radical, trois par l'eſprit de ſel marin fumant.

Mais lorſqu'ils ſont reſtés quelque temps ſur le côté, & qu'ils font peu de mouvemens, ils ne reviennent que pour un inſtant & meurent enſuite; c'eſt ce que j'ai éprouvé ſur cinq oiſeaux, dont trois avoient été d'abord rappelés par l'alkali volatil, & deux par le vinaigre radical; tous cinq ſont morts.

Expériences faites avec le Gas inflammable.

Le gas inflammable paroît être encore plus funeſte aux animaux que le gas acide.

Les quadrupèdes n'y reſtent pas plus d'une minute ſans périr ; dès qu'on les y plonge ils s'agitent, & leur reſpiration devient très-laborieuſe : au bout de quinze ou ſeize ſecondes, ils ſont pris de fortes convulſions, & d'un *tetanos* violent qui dure trois ou quatre ſecondes ; ils tombent ſur le côté, & ſont encore agités de convulſions pendant dix à douze ſecondes, puis ils meurent.

Les oiſeaux périſſent dans le gas inflammable, plus promptement encore que les quadrupèdes ; il ne faut pas plus de dix ſecondes pour qu'un oiſeau ſoit attaqué du *tetanos*, & au bout de dix à douze, il eſt mort.

Les grenouilles, au contraire, vivent très-long-temps dans le gas inflammable ; j'ai renfermé trois de ces animaux ſous une cloche pleine du gas inflammable retiré d'une diſſolution de fer par l'acide vitriolique, au bout de ſoixante-douze heures je n'en ai trouvé qu'une de morte, les deux autres étoient bien vives & ne paroiſſoient pas même avoir ſouffert.

Habituées à vivre dans les mares & dans les

foſſés, deſquels ſe dégage continuellement une quantité aſſez conſidérable d'un gas très-inflammable, les grenouilles paroiſſent accoutumées à l'impreſſion de ce fluide, & ſemblent le reſpirer auſſi facilement que l'air pur ; car leurs mouvemens d'inſpiration ne ſont en aucune manière laborieux, & ils ſont à peine plus fréquens que de coutume.

J'ai fait périr deux cochons d'Inde & un lapin dans le gas inflammable, & les ayant ouverts immédiatement après leur mort, j'ai trouvé les poumons moins volumineux que dans l'état naturel; mais moins affaiſſés, & moins gorgés de ſang que dans les animaux qui ont été ſuffoqués par le gas acide ; le cœur, quoique très-gros & très-plein, étoit encore fort irritable.

Les quadrupèdes retirés du gas inflammable, immédiatement après qu'ils ſont tombés ſur le côté, reviennent très-aiſément & par toutes ſortes de moyens.

J'ai rappelé un lapin en le laiſſant ſimplement à l'air, & il ne lui a pas fallu plus d'une heure pour le remettre en très-bon état.

Trois lapins & un cochon d'Inde ont revenus par l'alkali volatil ; un cochon d'Inde & un lapin par le vinaigre radical ; un cochon d'Inde & un lapin par l'eſprit de nitre fumant ; un lapin

& quatre cochons d'Inde, par l'eſprit de ſel marin fumant.

Deux lapins & deux cochons d'Inde, par l'eſprit ſulfureux volatil.

Enfin un cochon d'Inde par l'éther vitriolique, dont je lui fis avaler quatre gouttes.

A l'égard des oiſeaux, le gas inflammable agit ſi promptement ſur eux, que de quarante-quatre qui y ont été plongés, je n'en ai ſauvé que ſept; deux par l'alkali volatil, un par le vinaigre radical, & quatre par l'eſprit de ſel fumant.

Comme le gas inflammable eſt très-volatil & qu'il ſe diſſipe facilement, on n'y peut plonger les animaux qu'à travers l'eau; & quelques précautions qu'on prenne pour qu'ils ne ſoient que très-peu mouillés, il étoit poſſible qu'on attribuât la promptitude de leur mort à l'impreſſion que l'eau pouvoit faire ſur eux: afin donc de m'en aſſurer, j'ai introduit des animaux ſous des cloches pleines d'air commun, en les faiſant paſſer à travers l'eau, ils y ont reſté ſix fois plus de temps qu'ils ne reſtent dans le gas inflammable, & ne m'ont paru avoir ſouffert en aucune manière.

Résumé des moyens qui paroissent les plus propres à réveiller les forces vitales anéanties par la suffocation.

Les expériences multipliées que j'ai tentées, présentent plusieurs faits bien constans.

PREMIER FAIT.

TOUS les fluides aériformes n'agissent pas de la même manière.

Le gas acide de la craie occasionne l'arrêt du sang dans l'artère pulmonaire, dans les cavités droites du cœur & dans la veine-cave, de-là naissent la difficulté de respirer, les accidens apoplectiques, les nausées, les vomissemens, & tous les symptômes que présentent les hommes & les animaux suffoqués dans ce gas.

La vapeur du charbon qui est de même nature, produit de semblables effets; mais avec beaucoup moins d'énergie, parce qu'elle est toujours mêlée d'une certaine quantité d'air respirable.

Le gas inflammable occasionne bien les mêmes accidens; mais il a encore une action toute particulière sur le genre nerveux, comme il est aisé de s'en convaincre par les convulsions violentes, & le *tetanos* qu'éprouvent les animaux qu'on y plonge.

M. Lorry m'a assuré avoir vu périr à la suite d'un véritable *tetanos*, les malheureux qui sont suffoqués par la vapeur des latrines, qui souvent est inflammable.

Il est vrai que les poumons des animaux morts dans le gas inflammable, sont moins affaissés & moins gorgés de sang que les poumons de ceux qui ont péri dans le gas acide; mais cela ne vient que de ce que les animaux périssent plus tôt dans le premier de ces gas, & avant que l'engorgement soit entièrement formé; d'ailleurs dans tous les cas, le cœur est très-dur & très-plein de sang.

SECOND FAIT.

TOUS les animaux ne sont pas affectés de la même façon par les différens gas; M.rs Priestley, Bergman, Sage & plusieurs autres, avoient observé que les oiseaux qui sont accoutumés à respirer l'air le plus pur, périssent dans les fluides méphitiques, beaucoup plus promptement que les autres animaux.

Les quadrupèdes qui respirent habituellement un air plus chargé d'exhalaisons, subsistent plus long-temps dans les différens gas, & sur-tout dans l'air infecté par la vapeur du charbon : au reste ce temps est plus ou moins long, suivant la force & la disposition de l'animal; M. Priestley a remarqué encore que les jeunes animaux étoient moins susceptibles d'être affectés par les fluides méphitiques que les vieux. Il a encore observé que les animaux qui avoient resisté à la première impression de ces fluides pouvoient continuer d'y vivre pendant un temps assez long.

J'ajouterai à ces remarques de M. Priestley, que les animaux les plus sensibles, & conséquemment les plus faciles à suffoquer, sont aussi les plus susceptibles d'être rappelés à la vie, & que ce sont aussi ceux qui se ressentent le moins de la suffocation qu'ils ont éprouvée pourvu qu'on les secoure à temps.

Les mêmes Auteurs savoient que les amphibies & les insectes, qui passent une partie de leur vie dans l'engourdissement & dans une véritable asphyxie, pouvoient rester long-temps dans les fluides méphitiques, sans en être fort affectés ; mais personne je crois n'a encore remarqué le peu d'action du gas inflammable sur les grenouilles.

TROISIÈME FAIT.

QUOIQUE les gas méphitiques jouissent de

la fluidité, de la compreſſibilité, du reſſort & de toutes les autres propriétés apparentes de l'air, ces fluides ne paroiſſent cependant pas propres à pénétrer dans les poumons & à diſtendre ſes véſicules : car les animaux plongés dans les différens gas font des efforts continuels pour inſpirer, & n'en peuvent jamais venir à bout; leurs poumons, quoique très-gorgés de ſang, ſont infiniment moins volumineux que ceux des animaux qui ne ſont point morts ſuffoqués.

Les Médecins ont penſé d'après cela, que les hommes & les animaux qui étoient atteints par des vapeurs méphitiques, périſſoient faute d'air, & de la même manière que s'ils euſſent été expoſés ſous le récipient de la machine pneumatique; car dans ce dernier cas, comme dans le premier, les poumons ſont très-petits & gorgés de ſang : en effet, la ſeule différence qu'il y ait entre ces deux genres de mort, c'eſt que le corps des animaux qui périſſent dans le vide, enfle beaucoup, parce qu'il n'éprouve aucune preſſion de la part du fluide environnant; ce qui n'arrive pas aux animaux qui meurent plongés dans des fluides méphitiques.

Il me paroît que ſi les gas méphitiques ne pénètrent pas dans les poumons, c'eſt que la ſenſibilité

ſenſibilité de ce viſcère ne leur permet pas d'y entrer.

L'exemple des grenouilles qui reſpirent, ou qui paroiſſent reſpirer le gas inflammable, ne détruit pas ce que j'avance; il établit ſeulement que le gas inflammable n'eſt point méphitique pour ces animaux.

QUATRIÈME FAIT.

LA ſuffocation n'étant jamais produite que par l'engorgement du ſang dans les poumons, l'air eſt le meilleur; c'eſt même, pour ainſi dire, le ſeul remède qu'on puiſſe employer contre cette maladie, parce que nulle autre ſubſtance ne peut diſtendre les véſicules pulmonaires & rétablir la circulation : auſſi pour ſecourir utilement les perſonnes ſuffoquées, doit-on commencer par les expoſer au grand air; ſi les poumons ne ſont pas trop délabrés & qu'*ils* faſſent encore leurs fonctions, ce moyen ſuffit ſeul pour les faire revenir; mais ſi la circulation eſt très-lente, & que la reſpiration ſe faſſe difficilement, on doit chercher à ranimer les forces à l'aide des ſtimulans & des moyens propres à développer dans le cœur & dans les vaiſſeaux, l'irritabilité qui eſt preſque anéantie.

Tous les ſtimulans ne doivent point être

employés indistinctement; & pour savoir dans quel ordre il convient de les administrer, je crois devoir diviser la suffocation en trois degrés différens.

Dans le premier degré, la respiration subsiste d'une manière marquée, la circulation, quoique très-gênée, se fait sentir, le suffoqué peut avaler.

Les meilleurs stimulans dans ce cas, sont les cordiaux un peu actifs, qui étant reçus dans l'estomac, accélèrent la circulation, tels sont l'eau-de-vie simple ou camphrée; les eaux de Mélisse, de Cologne, de la Reine de Hongrie, & toutes les eaux spiritueuses de la même nature.

Dans le second degré de suffocation, le pouls est à peine sensible & la respiration peu apparente; il est impossible de rien faire avaler au suffoqué: on ne peut donc recourir qu'aux stimulans volatils & odorans qu'on applique aux narines; ils agissent sur la membrane pituitaire, & souvent sur le gosier qu'ils irritent assez pour augmenter le cours du sang & faciliter la respiration. Les meilleurs remèdes de cette espèce, sont les vinaigres simples ou aromatiques, le vinaigre radical & le sel de vinaigre qui sont beaucoup plus forts: ces médicamens ont le double avantage de réveiller le sentiment & d'avoir encore une vertu cordiale & tonique aſſez durable. On doit pourtant obſerver qu'ils ne peuvent exercer leur action qu'autant que leur odeur peut pénétrer dans les narines, c'eſt-à-dire autant que le malade peut reſpirer.

Dans le troiſième degré de ſuffocation, le pouls n'eſt point du tout ſenſible, la reſpiration ne ſe fait plus; il faut donc pour la rétablir employer des ſtimulans qui ſe portent d'eux-mêmes ſur la membrane pituitaire & ſur le goſier. Je n'ai rien vu de plus actif & qui réuſſit mieux dans ce cas, que l'eſprit de ſel marin très-fumant & l'eſprit ſulfureux volatil; je préfère même ce dernier, parce qu'il eſt à la portée de tout le monde, & qu'on peut l'adminiſtrer avec la plus grande facilité.

Il ne s'agit que de mettre du ſoufre en poudre ſur une tuile, d'alumer ce ſoufre & de le couvrir d'un entonnoir de verre pour en diriger la vapeur dans les narines de la perſonne ſuffoquée.

L'eſprit ſulfureux volatil eſt très-pénétrant, mais il eſt auſſi très-ſuffoquant; ainſi il y a quelques précautions à prendre pour l'adminiſtrer.

Dès que la vapeur ſulfureuſe a pénétré dans les narines & dans le goſier de la perſonne ſuffoquée, elle y produit une irritation vive, qui occaſionne un mouvement plus ou moins ſenſible; les poumons ſe développent, & la moindre parcelle d'acide qui le pénètre, occasionne une toux qui développe la circulation beaucoup plus efficacement qu'on ne pouvoit le faire par tout autre moyen : il faut donc dès le premier mouvement que fait la personne suffoquée, détourner la vapeur du soufre & la laisser respirer de l'air pur ; on applique deux ou trois fois la vapeur du soufre, & seulement jusqu'à ce que la respiration & la circulation s'exécutent sans interruption, après quoi on a recours aux acides végétaux qui sont bien plus cordiaux & plus toniques que les acides minéraux.

Tous les stimulans, sans en excepter le vinaigre dont l'action est cependant la plus durable, ne servent qu'à ranimer la circulation ; ils ne détruisent ni l'engorgement sanguin ni le délabrement des viscères qui en est la suite : c'est à la saignée & aux remèdes indiqués en pareil cas, qu'il faut avoir recours.

Jusqu'ici je n'ai point fait mention de l'alkali volatil dans le dénombrement des secours qu'on peut appliquer aux asphyxies, c'est cependant un remède qui a été fort employé ; les Chimistes ont pensé qu'il étoit le seul convenable, parce que, disoient-ils, lui seul peut saturer le gas méphitique qui est acide. Je ne pense pas que pour la guérison des personnes asphyxiées, il ſoit néceſſaire de ſaturer le fluide méphitique qui les fait périr ; car les acides ne ſont en aucune manière propres à cette ſaturation ; & cependant les acides guériſſent, & guériſſent conſtamment. Si quelques expériences ont paru prouver le contraire, c'eſt que le remède même le plus efficace manque quelquefois ſon effet ; d'ailleurs ce n'eſt pas un ſeul fait, mais une ſuite nombreuſe de faits bien avérés qui conſtitue l'expérience en Médecine.

L'alkali volatil donné comme remède contre la ſuffocation occaſionnée par le gas inflammable, ne peut certainement pas être propoſé comme capable de ſaturer ce gas, puiſqu'il n'eſt point du tout acide.

Ce n'eſt donc que comme ſtimulant qu'on a pu le preſcrire, & il paroît que tous les Médecins qui l'ont employé, n'en ont point eu d'autre idée : auſſi en ont-ils ordonné de différentes ſortes, tantôt les alkalis huileux tirés des ſubſtances animales, quelquefois l'alkali volatil concret ou ſel d'Angleterre, le plus ſouvent l'eſprit volatil de ſel ammoniac tiré par la chaux ; mais ce ſtimulant n'eſt pas auſſi actif que l'eſprit de ſoufre, il ne convient que dans le ſecond degré de la ſuffocation, & que quand la perſonne ſuffoquée peut inſpirer facilement les odeurs qu'on lui met ſous les narines; & quoique dans ce cas l'alkali volatil puiſſe réuſſir, il arrive ſouvent qu'il produit de moins bons effets que le vinaigre radical, parce que la ſecouſſe vive que produit l'eſprit volatil de ſel ammoniac eſt toujours ſuivie de foibleſſe, tandis que l'odeur du vinaigre, quoique ſouvent moins active, ſoutient beaucoup mieux les forces.

Quant à l'uſage intérieur de l'alkali volatil, je crois qu'on ne peut être trop réſervé ſur la diſpenſation de ce remède, parce qu'il eſt ſujet à occaſionner des ſoulèvemens d'eſtomac conſidérables, un hoquet très-incommode, & ſouvent même des convulſions vives, ſur-tout aux perſonnes délicates & nerveuſes. Il n'appartient donc qu'aux Médecins de l'adminiſtrer, parce qu'il n'y a qu'eux qui en connoiſſent les inconvéniens & qui ſoient en état d'y parer.

FIN.

EXTRAIT DES REGISTRES de l'Académie royale des Sciences.

Du 7 Mars 1778.

NOUS avons à rendre compte à l'Académie, M. Macquer & moi, d'un Ouvrage de M. Bucquet, intitulé *Mémoire ſur la manière dont les animaux ſont affectés par différens fluides aériformes, méphitiques; & ſur les moyens de remédier aux effets de ces fluides.*

L'hiſtoire des découvertes modernes ſur les fluides aériformes étant encore peu connue, il étoit intéreſſant, & pour l'inſtruction du Public & pour l'intelligence même du Mémoire dont nous rendons compte, qu'il fût précédé de notions élémentaires ſur ces découvertes. M. Bucquet a rempli cet objet avec beaucoup de netteté & de préciſion, il paſſe ſucceſſivement en revue dans cette eſpèce de Diſcours préliminaire, les différens fluides aériformes connus; le gas reſpirable ou air déphlogiſtiqué, le gas acide marin, le gas acide ſulfureux, le gas acide de la craie, appelé *air fixé* par M. Black, les gas acides végétaux, les gas nitreux, le gas inflammable; il entre dans des détails ſuffiſans ſur la manière d'obtenir les gas, ſur les unions qu'ils ſont ſuſceptibles de contracter, ſur les principaux phénomènes qu'ils préſentent. Ce Traité élémentaire, tout abrégé qu'il eſt, peut être regardé comme ce qui exiſte de plus méthodique & peut-être de plus complet ſur cet objet.

M. Bucquet paſſe enſuite à l'objet principal de ſon Mémoire, & y expoſe l'opinion des Médecins, ſur l'action de la vapeur du charbon & de différentes autres émanations méphitiques sur les hommes & les animaux, sur les symptômes de la suffocation; enfin, sur les remèdes que l'observation & l'expérience leur avoient appris être les plus efficaces pour rappeler à la vie les personnes suffoquées: ces remèdes sont de deux espèces, 1.° ceux dont l'objet est de ranimer les forces vitales anéantie, telles sont l'exposition à l'air froid, les aspersions d'eau froide, l'administration des stimulans par les voies de la respiration, &c. 2.° ceux qui tendent à detruire les symptômes apoplectiques qu'on observe dans les personnes suffoquées, à diminuer l'engorgement du poumon, enfin à calmer le genre nerveux plus ou moins affecté.

Après avoir exposé & discuté l'opinion des Médecins, sur les suffocations & sur les remèdes qu'il convient d'y apporter, M. Bucquet rend compte des expériences qu'il a faites sur le même objet: il a suffoqué environ deux cents animaux, oiseaux ou quadrupèdes, dans l'acide aériforme de la craie, dans l'air infecté par la vapeur du charbon; enfin, dans le gas inflammable: il décrit les différentes manières dont les animaux sont affectés dans chacun de ces gas; il détermine le temps qu'ils peuvent y demeurer sans périr, l'époque à laquelle ils peuvent encore être rappelés à la vie, les remèdes qu'il a reconnus comme les plus efficaces suivant les différens cas; enfin, il a disséqué tous les animaux qui ont péri dans ces épreuves, & cette grande multiplicité lui a fourni la matière de remarques & d'observations très-importantes.

Il résulte en général de l'ouvrage de M. Bucquet,

que tous les remèdes ne conviennent pas également à tous les degrés des asphyxies, que toutes les fois que l'asphyxie n'est que commençante, l'exposition à l'air, l'aspersion d'eau, l'usage des eaux spiritueuses & du vinaigre ordinaire suffira pour rappeler promptement les hommes ou les animaux malades; que lorsque l'asphyxie est plus avancée il faut avoir recours à des stimulans plus forts; que l'alkali volatil peut être employé alors avec succès; mais qu'il n'est ni le seul qu'on puisse employer, ni celui qui agit avec le plus d'efficacité; que l'esprit de sel, le vinaigre radical, & par-dessus tout la vapeur du soufre brûlant, administrés avec les précautions convenables, ont plus d'activité; qu'enfin, ces stimulans même ne dispensent pas d'avoir recours aux remèdes qu'une saine pratique indique pour rétablir l'ordre dans l'économie animale.

Puisque les acides agissent même avec plus d'activité & d'énergie que l'alkali volatil, puisqu'ils agissent également sur un animal suffoqué dans un gas acide ou dans un gas qui ne l'est pas; il est démontré que leur effet ne consiste pas à neutraliser le gas méphitique, comme on l'a prétendu, que ces substances par conséquent n'agissent que comme stimulans; & M. Bucquet entre sur cet objet dans des détails anatomiques & physiologiques très-satisfaisans.

Nous ajouterons en terminant ce rapport, que l'un de nous a été témoin de la plus grande partie des expériences de M. Bucquet, qu'il peut certifier qu'elles ont été faites avec beaucoup de soin & beaucoup d'attention.

Nous croyons, d'après tout ce que nous venons

d'expofer, que l'Ouvrage de M. Bucquet mérite l'approbation de l'Académie.

FAIT à l'Académie, le fept mars mil fept cent foixante-dix-huit. *Signé* MACQUER & LAVOISIER.

Je certifie le préfent Extrait conforme à l'original & au jugement de l'Académie. Le deux mai mil fept cent foixante-dix-huit. Signé *LE MARQUIS DE CONDORCET.*

Extrait des Registres de la Société royale de Médecine.

Nous avons été chargés par la Société royale de Médecine, d'examiner un Mémoire de M. Bucquet notre confrère, ſur la manière dont les animaux ſont affectés par différens fluides aériformes, méphitiques; & ſur les moyens de remédier aux effets de ces fluides, précédé d'une hiſtoire abrégée des différens fluides aériformes ou gas. Ce Mémoire intéreſſant par le grand nombre de recherches curieuſes & d'expériences qu'il renferme, eſt diviſé en trois parties.

Dans la première, l'Auteur expoſe la doctrine & les connoiſſances des Médecins, ſur les funeſtes effets des fluides méphitiques avant les découvertes des Chimiſtes : il prouve que, quoique les premiers fuſſent privés des lumières de la Chimie, cependant, inſtruits par le raiſonnement & guidés par l'expérience, ils avoient avant ceux-ci, trouvé dans leur Art, des reſſources pour remédier à ces fâcheux accidens.

Dans la deuxième partie, M. Bucquet paſſe aux découvertes des Chimiſtes relatives à cette matière; il fait voir comment ils les ont appliquées à la curation des aſphyxies, & propoſe quelques objections contre le traitement rationel qu'ils ont adopté.

La troiſième partie contient les expériences nouvelles que l'Auteur a faites pour déterminer laquelle des deux méthodes eſt préférable, celle des Médecins ou celle des Chimiſtes. Également verſé dans la ſcience des uns & des autres, M. Bucquet pouvoit ſans doute entreprendre de décider cette importante question : c'est aussi ce qu'il a fait de la manière la plus satisfaisante.

D'après des expériences aussi exactes que multipliées; il démontre que la méthode des Médecins a eu constamment d'heureux succès ; que celle des Chimistes, employée seule est insuffisante ; que les avantages qu'elle a procurés dans certaines circonstances, peuvent induire en erreur & occasionner des accidens : en effet, une longue suite d'expériences qui ne se sont jamais démenties, a souvent consacré des remèdes particuliers dont on ne connoissoit pas bien exactement les principes, & en a autorisé l'usage dans différentes espèces de maladies : mais quelque bien connue que soit la nature d'un médicament, quelque démontrées que soient ses propriétés, il y auroit toujours de l'imprudence à l'employer dans une maladie dont on ignoreroit le caractère, & dont les symptômes trompeurs & insidieux pourroient faire illusion.

Ces trois parties sont précédées d'une histoire abrégée des différens fluides aériformes ou gas : cette histoire sert de base à tout l'Ouvrage; en effet, c'est d'après la connoissance de tous ces gas, que l'Auteur du Mémoire prouve que l'alkali volatil appelé *fluor*, n'est pas un spécifique sûr contre les asphyxies en général, qu'il n'agit que comme stimulant; que toute substance douée de cette propriété doit produire les mêmes effets : aussi des animaux tombés en asphyxie ont-ils été rappelés à la vie par le vinaigre radical, l'acide sulfureux volatil, l'acide marin fumant, l'éther vitriolique même, d'une manière aussi sûre & aussi prompte que par l'alkali volatil fluor, comme il est aisé de s'en convaincre par le grand nombre d'obſervations intéreſſantes que renferme ce Mémoire.

D'après ces conſidérations & pour le bien de l'humanité, dont la Société royale de Médecine ſe fait gloire d'être uniquement occupée, nous avons jugé qu'il ſeroit important que cet Ouvrage, deſtiné à faire partie du recueil des Mémoires de cette Compagnie, fût imprimé ſéparément & le plus tôt poſſible, afin que le Public ne fût pas privé plus long-temps de l'avantage qu'il en doit retirer.

Signé COQUEREAU & LAFISSE.

Je certifie que le préſent rapport qui a été lû dans la ſéance tenue par la Société royale de Médecine, le 3 mars 1778, eſt entièrement conforme à l'original & au jugement de la Compagnie. A Paris, ce deux mai mil ſept cent ſoixante-dix-huit.

Signé VICQ-D'AZYR.

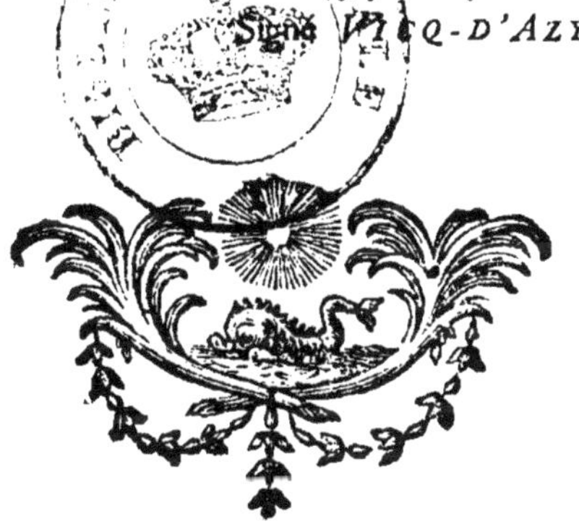

www.ingramcontent.com/pod-product-compliance
Ingram Content Group UK Ltd.
Pitfield, Milton Keynes, MK11 3LW, UK
UKHW021105260726
13994UKWH00002B/722